PETITE BIBLIOTHÈQUE MÉDICALE
A 2 FR. LE VOLUME.

LES MÉDICAMENTS OUBLIÉS

LA THÉRIAQUE

ÉTUDE HISTORIQUE ET PHARMACOLOGIQUE

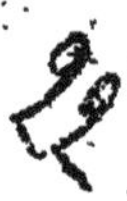

PAR

J. BERNHARD

PHARMACIEN DE PREMIÈRE CLASSE A ÉTRÉPAGNY (Eure)
ANCIEN INTERNE DES HOPITAUX DE PARIS
LAURÉAT DU CONCOURS POUR LE PRIX BRASSAC (Paris, 1889 et 189)
MEMBRE DE LA SOCIÉTÉ CHIMIQUE DE PARIS
MEMBRE DE LA SOCIÉTÉ FRANÇAISE D'ARCHÉOLOGIE

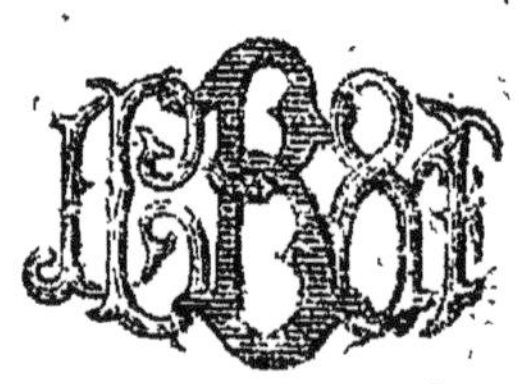

PARIS
LIBRAIRIE J.-B. BAILLIÈRE ET FILS
Rue Hautefeuille, 19, près du boulevard Saint-Germain

1893

PETITE BIBLIOTHÈQUE MÉDICALE

LA THÉRIAQUE

DU MÊME AUTEUR

Contribution à l'histoire de la Pharmacie dans les temps anciens (Mention honorable de l'Académie de Médecine, 1892).

Note sur un sirop de groseilles artificiel (*Bulletin n° 17 de la Société de Pharmacie de l'Eure, et Union pharmaceutique*, 1892).

Nouvelles recherches relatives à l'histoire de la Pharmacie (Part du prix Brassac, concours de Paris, 1891).

Notes pour servir à la rédaction du nouveau Codex.

État de la Pharmacie à Etrépagny, en 1792 (*Bulletin n° 19 de la Société de pharmacie de l'Eure*).

PETITE BIBLIOTHÈQUE MÉDICALE
A 2 FR. LE VOLUME

LES MÉDICAMENTS OUBLIÉS

LA THÉRIAQUE

ÉTUDE HISTORIQUE ET PHARMACOLOGIQUE

PAR

J. BERNHARD

PHARMACIEN DE PREMIÈRE CLASSE A ETRÉPAGNY (Eure)
ANCIEN INTERNE DES HOPITAUX DE PARIS
LAURÉAT DU CONCOURS POUR LE PRIX BRASSAC (Paris, 1889 et 1891)
MEMBRE DE LA SOCIÉTÉ CHIMIQUE DE PARIS
MEMBRE DE LA SOCIÉTÉ FRANÇAISE D'ARCHÉOLOGIE

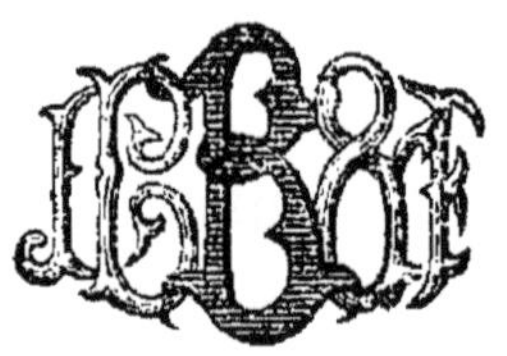

PARIS
LIBRAIRIE J.-B. BAILLIÈRE ET FILS
Rue Hautefeuille, 19, près du boulevard Saint-Germain

1893

PRÉFACE

Le temps n'est plus, qu'a raillé Molière, où la médecine tirait parti de toutes les substances, parfois les plus étranges, que lui offrait la nature, et où, les minéraux, les végétaux et les animaux, indistinctement, fournissaient leur contingent à la matière médicale.

La chimie moderne, dont l'enseignement et les méthodes expérimentales sont sortis des laboratoires de pharmaciens, a imprimé à la thérapeutique des modifications profondes. En soumettant les médicaments à un examen sévère, en déterminant plus sûrement leur action, en critiquant leur préparation, en établissant la notion des principes actifs et de leur spécificité, elle l'a complètement transformée, et rejeté bien loin, les drogues bizarres et les recettes compliquées des anciennes pharmacopées.

En présence de ces transformations profondes, subies par la thérapeutique, nous avons pensé qu'il pourrait être intéressant d'étudier d'une façon détaillée, ces produits bizarres, ces formules surchargées, ces préparations complexes des vieux formulaires, et notre attention s'est portée, tout naturellement, en première ligne, sur la plus fameuse de ces préparations : la thériaque. En éclairant ainsi, l'histoire des médicaments tombés dans l'oubli, ces études auront pour résultat de faire mieux apprécier les améliorations que le progrès des sciences a apportées dans la pratique de la pharmacie.

D'estimables auteurs, nous le savons, ont accordé à la thériaque, un souvenir dans leurs écrits. Graves, Gilbert, Franklin et tout dernièrement, M. G. Planchon, le savant directeur de l'Ecole de Pharmacie de Paris, pour ne citer que les noms les plus connus des pharmaciens, ont consacré à son histoire, quelques unes des heures fugitives disputées au souci des affaires ou aux devoirs publics (1).

1. Voir Graves : *Etat de la pharmacie en France avant 1789*, Mantes, 1879, pages 70 et suiv. — Gilbert : *Un vieux médicament : la Thériaque*, brochure de 10 pages, grand in-8. — A. Franklin : *Les médecins*, Paris, 1892, p. 131 et 132.

Mais ces auteurs justement réputés, n'ont traité qu'un des côtés de cette histoire, ou bien ne l'ont abordée que brièvement, et d'une manière tout à fait accessoire. Aucun d'eux ne s'est attaché à faire une étude d'ensemble, complète, détaillée, de l'antique électuaire, aucun n'a suivi à travers le long cours des ans, les étapes de sa grandeur et de sa décadence.

C'est le but que nous nous sommes proposé d'atteindre, en écrivant ce petit volume, que nous offrons à nos confrères et amis, et comme expression du sentiment qui a présidé à sa composition, nous invoquons le vers suivant d'un poète ancien :

Sunt lacrymæ rerum, et mentem mortalia tangunt (1).

Il y a des larmes dans les choses, et les cœurs sont sensibles à l'infortune.

— G. Planchon : *Confection publique de la Thériaque*, dans *Journal de pharmacie et de chimie*. Paris, 1892. — Voir encore : Gap, *Oraison funèbre d'Andromaque*, dans *Union pharmaceutique*, 1870. — Peters : *Aus pharmazeutischer Vorzeit* : Berlin, 1886, pages 140 et suivantes.

1. *Énéide*, Livre Ier.

LA THÉRIAQUE

CHAPITRE PREMIER

LA THÉRIAQUE DANS L'ANTIQUITÉ.

Il n'est aucun amateur, qui n'ait admiré, dans quelque pharmacie d'ancienne fondation, plusieurs beaux vases de grande dimension, lourdes terres cuites ou délicates faïences d'art, présentant la forme gracieuse d'amphores aux anses contournées en spirale, et décorés d'une guirlande bleue et d'une bordure verte.

Ces vases luxueux, derniers débris de notre profession encore au berceau, précieux et authentiques témoins des travaux et des efforts, des joies et des tristesses des praticiens qui nous ont précédés dans la carrière, récélaient ordinairement les compositions les plus compliquées et les plus fameuses des anciennes officines. En effet, au milieu de leur guirlande bleue s'étalent en lettres noires et en gros caractères, les noms latins de ces préparations complexes, dont la vogue fut si grande autrefois, et qui, maintenant, délaissées, oubliées, déchues, demeurent frappées d'un irrémédiable discrédit.

Quel est le pharmacien qui, de nos jours, a préparé l'électuaire de Mithridate, la Thériaque d'Andromaque le père, la grande confection d'Hamech, ou l'Aurea Alexandrina qui entre autres ingrédients, comptait de l'or, de l'argent, des perles et de l'ivoire (1) ? Que sont devenus l'Orviétan

1. Les pierres précieuses aux derniers siècles, passaient pour jouir de propriétés curatives remarquables. Le 14 juillet 1420, la reine Isabeau de Bavière fit payer à Thierry Regnier, changeur, la somme de 6 livres, 4 sols parisis

d'Hoffmann, qui servit de chef-d'œuvre à Etienne-François Geoffroy, en 1694 (1), ou l'électuaire catholicon, qui donna son nom au premier des pamphlets dont se compose la *Satire Ménippée?* (2). Quelle est la pharmacopée, dont les pages ont

(environ 160 francs), pour une certaine quantité de pierres précieuses et un ducat d'or, qu'il avait délivrés à Regnauldin Morel, son apothicaire « pour faire un lectuaire, pour la santé de la dite dame. » Voir : *Extraits des comptes de l'argenterie de la reine Isabeau de Bavière, femme de Charles VI, dans la chronique de Jean Chartier* (t. III, page 287); et *Arch. générales*, k. k. n. 44, f. 9.

1. Etienne-François Geoffroy, était fils de Matthieu-François Geoffroy, pharmacien, rue Bourgtibourg, et échevin de Paris en 1685. Il cultiva spécialement la médecine, devint à deux reprises, doyen de la Faculté (1728 à 1732) et fut admis à l'Académie des Sciences. Son frère cadet, Claude Joseph, s'adonna à la pharmacie et dirigea l'officine paternelle. Il devint en 1705, membre de l'Académie des Sciences. Le naturaliste anglais, Lister, dans *Son voyage à Paris* (1698) nous a laissé une description de la pharmacie Geoffroy.

2. La *Vertu du Catholicon d'Espagne*, tel est le nom donné à ce pamphlet. Il est l'œuvre du chanoine Pierre Leroy, qui l'appela ainsi, parce que le roi d'Espagne Philippe II,

retenu les formules de l'antidote de Mathiole qui contenait 249 substances, du baume de Balsame qui en renfermait 104, ou de la Tryphera magna, qui n'en comptait que 27, mais qui, selon Lémery « apportait du repos et de la joie à ceux qui en usaient ? »

Toutes ces vieilles préparations, aussi bizarres que compliquées, ont disparu sans retour : rien d'elles n'a survécu. Seule, la thériaque n'a pas complètement péri, sa formule, modifiée il est vrai, figure encore dans notre Codex de 1884 : le temps qui détruit tout n'a fait que l'effleurer. A partir du jour où elle fut imaginée par Andromaque, médecin de Néron, sa vogue ne se démentit plus : et Galien au IIe siècle de notre ère, se rencontre avec Bordeu au XVIIIe, pour célébrer ses vertus et chanter ses louanges (1).

chef de la Ligue, cachait ses projets ambitieux et ses intrigues sous le voile de l'intérêt de la religion catholique.

1. La Thériaque, dit Bordeu, dans ses *Recherches historiques*

Elle constituait, pour ainsi dire, à elle seule, presque toute la pharmacie du moyen-âge. « Entre toutes nos autres compositions, dit le pharmacien salinois Maginet en 1623, la Thériaque est ce qu'est le soleil entre les planètes, le feu entre les éléments, l'or entre les métaux, le cèdre entre les arbres (1). » Son nom revient sans cesse, dans les antidotaires, les réceptaires, les compilations des vieux auteurs ; son emploi s'y trouve indiqué dans presque toutes les maladies. « Elle est excellente et efficace contre la plupart des maladies, bonne contre les affections les plus graves du corps humain : « *est famosa et salubris contra genera ægritudinum plu-*

sur la médecine (1764), réussit dans mille cas qui semblent opposés... elle réunit pour ainsi dire tous les les goûts possibles de tous les estomacs... Andromaque en inventant la thériaque, fit un chef-d'œuvre nécessaire à l'espèce humaine. »

1. Voir : *La thériaque française, avec les vertus et propriétés d'icelle selon Galien, mises en vers français* par Pierre Maginet et dispensée publiquement à Salins par le dict Maginet et

rima, valet etiam ad gravissimas passiones totius corporis humani (1). » Aucun médicament n'opéra des cures aussi merveilleuses, aucun ne jouit de la même fortune, et ne la conserva plus longtemps. Elle fut véritablement, ainsi que l'appelait Bauderon « la panacée toute-puissante, nécessaire aux humains, l'antidote très fameux, la composition très exquise », en un mot la drogue par excellence des anciennes officines.

Pline l'Ancien nous rapporte que Cneius Pompée, vainqueur de Mithridate, roi de Pont (63 ans av. J.-C.) s'étant emparé de Château-Neuf, la principale résidence for-

Claude Thouverey frères, pharmaciens, en l'an 1623. Lyon, 1623.

1. Voir : Valerii Cordi *dispensatorium, sive pharmacorum conficiendorum ratio, etc...* édition de P. Coudebergh, de chez Plantin, Anvers, 1568, p. 110. Ce dispensaire de Cordus fut un des livres classiques des anciens apothicaires. La 1re édition fut imprimée à Nuremberg (sans date) vers 1546, il en parut une à Paris en 1548, trois à Lyon en 1552, 1559-1599, etc. La dernière édition connue est de 1662.

tifiée de ce prince (1), fit rechercher dans ses archives la formule de la composition alexitère (2) dont il était l'auteur, et qui passait pour le rendre insensible à l'effet des venins et des poisons (3). Il la trouva, écrite de sa main, parmi des mémoires secrets, qui pour la plupart se rapportaient à des observations médicales, à l'explication des songes, et à des recherches pharmaceutiques. Il fit traduire ces mémoires par le grammairien Laënus, son affranchi, et ainsi, par cette victoire, dit Pline, Pompée servit également la République et le genre humain (4). Au rapport

1. Voir : *Mithridate Eupator*, de Th. Reinach. Didot, 1890, p. 290.

2. De ἀλέξειν, porter secours, et θήρ, bête sauvage.

3. «... *Quod quotidie sumendo, rex ille dicitur adversas venenorum pericula tutum corpus suum reddidisse :* » dit Celse, livre V, chap. XXIII-3.

4. Voir : Pline, *Histoire naturelle*, livre XXIII-77, Livre XXIV-8 et livre XXV-3. Au livre XXIII, Pline donne au Mithridate, la composition suivante. « Prenez 2 noix sè-

du naturaliste romain, l'antidote de Mithridate se composait de 54 substances. Celse (1) en réduisit le nombre à 36, Galien (2) à 42 ; c'était d'après Celse, le plus compliqué et le plus célèbre des antidotes connus jusqu'alors.

130 ans après Mithridate, Andromaque le père, médecin de Néron, et le premier qui porta le titre d'Archiâtre des empereurs, invité par son maître à perfectionner l'électuaire mithridate, lui fit subir d'importantes modifications. Il augmenta la quantité d'opium, rejeta certaines substances sans action, et en ajouta d'autres nouvellement découvertes, notamment les trochisques de vipères, que Musa, méde-

ches, 2 figues, et 20 feuilles de rue, et broyez le tout ensemble, après avoir ajouté un grain de sel ». Plus loin, livre XXIV, il y fait entrer 54 substances : c'est cette dernière formule que nous avons adoptée, comme se rapprochant le plus de celle que nous ont laissée Celse et Galien.

1. *Loc. cit.*

2. *De Antidotis*, livre II, chap. II.

cin d'Auguste, avait introduits dans la thérapeutique (1).

Il lui imposa le nom de Galéné (calme, tranquille), parce que dit Bauderon (2) : « ceux qui étaient atteints de peste, ou avaient été empoisonnés ou mordus de quelque bête vénimeuse, étaient guéris par son usage et faits tranquilles ». De plus pour en préserver la formule de toute modification ultérieure, il choisit le rythme poétique, moins facile à altérer que la

1. Nous lisons dans Pline, livre XXIX, chap. 21 : *Fiunt ex vipera pastilli; qui theriaci vocantur a Græcis*. Ils étaient formés de chair de vipère, cuite dans de l'eau avec de l'aneth, puis mélangée avec de la farine de froment. Musa, au dire du même auteur, recommandait de manger des vipères à tous ceux qui souffraient de vieux ulcères. Voir encore Pline, chap. 38, du même livre.

2. Voir *Pharmacopée* de Bauderon, revue et corrigée par Sauvageon. Paris, Besson, éditeur, 1643 pages 205 et suivantes. La première édition parut en 1588, ce fut la première pharmacopée rédigée en français, la première encore, relatant le fameux serment du bon apothicaire chrétien et craignant Dieu.

prose, pour la conserver à la postérité. Le titre de ce poème grec, tel qu'il lui fut donné par Andromaque (1) est : *Thériaque d'Andromaque le père, préparé avec des vipères, et appelé Galéné.* Il est formé de 175 vers élégiaques.

Dans ces vers dédiés à Néron, le médecin poète, célèbre les vertus de son électuaire. Il en recommande l'emploi contre les empoisonnements et les maladies de toute nature. A lui seul il constitue, l'unique, l'universel remède : quand on le possède il n'en faut plus d'autre. Pris le matin

1. Voir : *Andromachi senioris theriaca, tranquillitas dicta* dans la troisième partie des *Poetæ bucolici et didactici*, de la collection Didot, Paris, 1846, p. 94, par C. Bussemaker. Texte grec et traduction latine. Andromaque, comme tous ses confrères romains, écrivit en grec. Du reste, tous les médecins romains étaient grecs; tous les ouvrages médicaux qu'ils nous ont laissés sont écrits en langue grecque. Ce se seul fait exception. Pline l'ancien, dans un chapitre cruel pour les médecins de son temps, nous dit que les médecins romains qui ne parlaient pas grec, ne jouissaient d'aucun crédit, même auprès des ignorants, et de ceux qui ne

à la dose d'une fève, « *quantum pondus pendet faba* », il allègera sûrement la souffrance de ceux pour qui la lumière du jour est devenue de plus en plus pénible. Administré le soir, il protégera et soulagera le malade dont la nuit sombre exaspère les vives douleurs (vers 67 et suivants).

Puis il nous décrit la préparation des trochisques de vipères, l'ingrédient fondamental de son antidote :

« Pour cela, choisissez à la fin du printemps, ou au commencement de l'automne des vipères longues, pesantes, à l'œil vif, au museau retroussé, qui se sont nourries de semences de fenouil vert, coupez-leur la tête et la queue, enlevez-leur les en-

savaient pas la langue grecque. Ainsi la foi aux doctrines qui concernent leur santé, décline à mesure qu'ils les comprennent mieux : *ac minus credunt quæ ad salutem suam pertinent, si intelligunt* (voir Pline, livre XXIX, chapitre VIII).

trailles (1) et la peau, et faites bouillir leur tronc ainsi écorché dans de l'eau avec un peu de sel et de l'aneth. Puis pressez légèrement la chair cuite, après qu'elle se sera détachée des os, et mélangez-la avec du pain sec pulvérisé pour en faire de petits trochisques, que vous dessècherez au midi en les retournant fréquemment. »

Andromaque mentionne ensuite les drogues constitutives de sa thériaque, et parmi les substances nouvelles qu'il y a introduites, nous voyons figurer : la racine d'aristoloche, le bitume sec de Judée, le daucus de Crête,la centaurée, le galbanum le sagapénum et le castoréum (vers 158 à 165). Il termine enfin en exposant brièvement la manière de la préparer.

Ainsi que nous venons de le voir, An-

1. Vers 85 et suivants :

... virentis
Sedulo ut anquirant semina fæniculi.
Captis tunc igitur summum caput imaque cauda
Demenda, huic ventrem te removere docet.

dromaque désigne son antidote sous le nom de Galéné. Ce ne fut que longtemps après lui, que Criton, médecin contemporain de Trajan, et d'autres praticiens, le nommèrent thériaque de (θήρ, bête féroce) soit à cause des vipères qui entraient dans sa composition, soit en souvenir de Nicandre, médecin et poète grec (1) qui enveloppait sous l'appellation commune de Thériaques tous les médicaments propres à guérir la morsure des animaux venimeux.

1. Nicandre de Colophon (185-135 av. J.-C.) est l'auteur de deux poèmes grecs relatifs à l'action des venins, intitulés : *Thériaques et Alexipharmaques.* Dans ses *Thériaques* (958 vers) se trouvent des observations intéressantes sur les effets des venins des serpents, mêlées de fables puériles et d'erreurs grossières. Il place le venin des serpents dans une membrane qui entoure les dents (vers 183). Ses *Alexipharmaques* (630 vers) ne sont que la continuation de ses *Thériaques :* il y décrit les poisons animaux, végétaux et minéraux. Parmi les premiers il range la cantharide, la sangsue (vers 499) ; le salamandre (vers 551), la bupreste ; le sang veineux de bœuf, la présure des mammifères (vers 364). Il met dans la

Galien d'autre part (1), réunissant les deux hypothèses, soutient qu'on l'appela Thériaque, aussi bien parce qu'elle est souveraine contre les morsures des animaux venimeux, que, parce qu'elle renferme de la chair de vipères (2).

classe des poisons végétaux : l'aconit, la colchique, le coriandre (vers 158 : *et vix cedentis coriandri pocula cepit*) ; la jusquiame, l'opium, la ciguë, les champignons. Parmi les poisons minéraux, il n'indique que le blanc de plomb (v. 74) et la litharge (v. 607, *argenti vero crudelis spuma, latere te nequit*). Voir ces deux poèmes de Nicandre dans la deuxième partie du recueil de Didot : *Poetæ bucolici et didactici* (pages 127 à 151). Ils ont été publiés aussi, à la suite de l'édition princeps grecque (1499) et latine (1523) des six livres de Dioscoride, de l'imprimerie des Aldes.

1. *Thériaque à Pison.*

2. Voir : *Claudii Galeni de theriaca ad Pisonem liber* (Joanne Guinterio Andernaco interprete). Parisiis, 1531, in-4°). Gonthier d'Andernach, un des médecins de François I , publia d'excellentes traductions de quelques traités de Galien. Il mourut à Strasbourg, où il s'était retiré, en 1574. Voir aussi : *Claudii Galeni pergameni, de compositione pharmacorum localium libri decem* (page 526), de l'édition des œuvres de Galien, de Janus Cornarius. Bâle, 1537, in-f° et le livre des *Antidotes* de Galien : chapitre 6 du premier livre, *et passim.*

Dans ce traité de la *Thériaque à Pison*, le maître de la pharmacie ancienne, nous donne ses commentaires, ses observations et ses remarques sur l'électuaire d'Andromaque. Il convient d'en faire une mention un peu détaillée, car en les connaissant, nous connaîtrons par là-même, ce que pensaient de cet électuaire les pharmaciens des temps passés. L'influence de Galien, en effet, fut prépondérante en pharmacie jusqu'au XVIIe siècle ; elle se reflète dans tous les traités de pharmacologie du moyen-âge et de la renaissance. Ses nombreux ouvrages médicaux traduits et retraduits, surchargés de recettes dues à la tradition plutôt qu'à la science, mélange confus d'erreurs et de vérités, servirent de manuel à tous les apothicaires des derniers siècles.

Voici d'abord la formule complète de Galien : c'est celle d'Andromaque lui-même, car en présence des variations qu'elle présente dans les écrits des différents auteurs, le maître ne se sert que de la formule d'Andromaque qu'il considère comme la meilleure « nam cum tanta in scripturis sit differentia, nos Andromachi tanquam præstantissima utimur, et in regios usus ita præparamus : »

R : Trochisques de vipères, drachmes : 24 (1).

Trochisques de scilles, drachmes : 48.

Poivre long, suc de pavot, trochisques hedycroï : aa 24 drachmes.

Roses sèches ; iris, réglisse, semences de navet sauvage, scordium, opobalsamum, cannelle, agaric : aa 12 drachmes.

Myrrhe, costus, safran, cassia, nard indien, fleurs de jonc odorant, encens, poi-

1. L'unité de poids à Rome était la livre, qu'on désignait par les mots *libra ; as* ou *assis ; æs* grave ; *pondo*. Sa valeur était de 365 grammes environ. La livre était divisée en 12 onces, *unciæ*, l'once en 8 drachmes. Le drachme valait donc 3 grammes 824 milligrammes. Chaque drachme se divisait en six oboles, et l'obole était la plus petite division de la livre, de même que la plus petite monnaie (Voir Celse : *de re medica*, livre V, chap. XVII, art. 2).

vre blanc et noir, dictame, marrube, rhapontic, stœchas, persil de macédoine, calament, térébenthine, quintefeuille : aa 6 drachmes.

Pouliot-chamœpitys, styrax, cardamome rond, meum, nard celtique, terre de Lemnos, valériane pontique, chamœdris, laurier, chalcitis (sesquioxyde de fer naturel), gentiane, anis, suc d'hypociste, carpobalsamum, gomme arabique, semences de fenouil, petit cardamome, séseli, acacia, thlaspi, hypericum, ammi : aa 4 drachmes.

Castoreum, aristoloche (mali terræ tenuis), bitume, opoponax, centaurée, galbanum : aa 2 drachmes.

Miel de l'Hymette : 10 livres.

Vin de Palerme : *quod satis est.*

Telle est la formule de la thériaque d'Andromaque, d'après Galien. En ne comptant pas les drogues, qui font partie à la fois des trochisques (1) hedycroï, et de

1. De τροχίσκις, rondelle, roue (petite pastille).

la thériaque, on constate qu'elle renferme 74 substances (1).

Voici maintenant la manière de la préparer. Mais avant de procéder à cette préparation, il conviendra d'examiner avec soin chaque ingrédient, car l'altération d'un seul déterminerait celle de tous les autres : « *nam unius cujusdam vitium, omnia subinde corrumpit.* »

On pulvérise dans un mortier d'Egypte, les racines, les herbes, les semences, ainsi que les trois trochisques, le poivre noir, la terre de Lemnos, le cassia, la cannelle, etc.

On liquéfie dans le vin les sucs de pavot, d'hypociste, de réglisse, les gommes, l'encens, la myrrhe, etc..., on les mélange avec les poudres préalablement passées au tamis le plus fin, puis on fait fondre dans

1. 4 grammes de cette thériaque d'après Galien renferment à peu près 0,10 centigrammes d'opium brut, représentant 5 centigrammes d'extrait d'opium : c'est donc une dose d'opium double de celle du Codex de 1884.

un double vaisseau, la térébenthine, le galbanum, l'opoponax, le styrax, avec une partie du miel, sur un feu doux. On mêle ensuite le tout dans le mortier, en agitant avec un grand pilon de bois, et en ajoutant peu à peu l'autre partie du miel épuré. Lorsque toutes les substances sont intimement mélangées, à l'aide de la main enduite d'opobalsamum « *manu in opobalsami modicum instincta* » on les introduit dans un vase de verre ou d'argent, en ayant soin de laisser un espace vide, pour permettre au médicament de fermenter. On agite encore avant de fermer le vase. Quatre ou cinq jours après, on agite à nouveau le mélange au soleil, et l'on recommence ainsi tous les six ou sept jours, pendant 40 jours ou deux mois.

Au bout de six mois la fermentation est terminée (1). A ce moment la thériaque est

1. Cette lente fermentation qui s'opère dans la thériaque, unit et assimile tous ses ingrédients, rend la masse plus homogène, et par suite son action plus uniforme.

presque noire (1) et peut être prise avec avantage pour procurer le sommeil, arrêter les hémorrhagies et les cours de ventre. Ceux qui la désirent de plus grande vertu ne doivent en user que cinq ou sept ans après sa confection : c'est alors en effet, qu'elle jouit de toute son efficacité contre la morsure des animaux venimeux et les poisons. Elle conserve ses propriétés jusqu'à 30 ans ; à 60 ans même, lorsquelle a été bien préparée, elle n'a pas perdu toute son action.

Pour constater la bonne qualité de la thériaque, l'on exposera des coqs sauvages aux morsures des bêtes venimeuses, ceux qui auront absorbé une certaine dose du médicament demeureront sains et saufs;

1. Cette coloration de la thériaque, qui s'accentue en vieillissant, est due à la combinaison des matières tannantes avec les oxydes de fer. Ces matières, ainsi, que les nombreuses substances aromatiques et résineuses, qui entrent dans sa formule, permettent de conserver très longtemps la thériaque, sans modifications appréciables.

les autres au contraire qui n'en auront pas pris, succomberont instantanément. De plus, une bonne thériaque s'opposera à l'action d'un médicament purgatif.

Telle est minutieusement décrite d'après Galien, la composition d'Andromaque le père. Ce n'est pas tout. Des précautions indispensables devront être prises dans son administration. Ainsi, jamais vous n'en ferez prendre aux enfants (1), car de même qu'un grand feu en éteint un petit, de même la thériaque composée d'une certaine quantité de médicaments chauds, les affaiblit et éteint leur chaleur naturelle. Les vieillards, au contraire, qui en prendront fréquemment et en grande quantité verront renaître leurs forces languissantes.

De plus, sous peine de voir le médica-

1. Galien, dans sa *Thériaque à Pison*, rapporte que malgré la défense qu'il en avait faite, on donna de la thériaque à un enfant, qui ne put la digérer et mourut dans la nuit : *vehementer ipsi (puello) pharmacum dari prohibebam... jam assumptum concoqui non potuit, et nocte infans periit.*

ment produire un effet contraire de celui que l'on attend, la dose à prendre devra varier avec la maladie : « mensura ipsius potus in omnibus idem non est. » Contre les morsures des animaux venimeux et les poisons, il conviendra d'en prendre gros comme une noisette (1), délayé dans 3 cyathes de vin (environ 130 grammes), dans les autres cas, on en prendra soit la valeur d'une fève d'Egypte dans deux cyathes d'eau, soit la grosseur d'une noisette, dans du vin, de l'eau ou une eau cordiale, ou mélangée avec d'autres médicaments. De toutes façons il faudra toujours la prendre à jeun « *proba fruitus concoctione* », et s'en abstenir pendant l'été, ainsi que dans les pays chauds. Appliquée à l'extérieur sous forme d'emplâtre, la thériaque n'est pas moins efficace.

1. Jamais, dit encore Galien, une personne mordue par une bête venimeuse, n'a succombé, si elle a eu soin de prendre aussitôt après, de la thériaque « *hac statim epota antidoto.* »

Quand on voit Galien et les médecins de ces temps lointains exalter ainsi les propriétés de cet antidote, il faut bien croire qu'il jouissait à cette époque d'une popularité prodigieuse. Au témoignage du médecin de Pergame, l'empereur Antonin en faisait préparer tous les ans dans son palais, et en prenait habituellement la valeur d'une fève (1). A l'exemple du maître, les courtisans en faisaient usage, et prenaient part à sa préparation. Galien lui-même en prépara pour Marc-Aurèle, qui, comme Mithridate, s'était accoutumé à en prendre fréquemment pour se garantir des poisons (2). Il la trouva si bonne,

1. *De antidotis*, livre I, chap. I.

2. Galien (131-200) fut le médecin et l'ami des empereurs Marc-Aurèle ; de Lucius Verus ; de Commode et de Sévère. Il donna ses soins aux enfants de Marc-Aurèle : « à cette charmante petite couvée, » ainsi que les appelle leur père, dans ses lettres au rhéteur C. Fronton, où nous le voyons s'intéresser d'une manière si affectueuse à la santé de ses filles et de son fils. Aucun pharmacien ne doit ignorer qu'à l'exemple des médecins de son époque, Galien

ajoute Galien, qu'il en voulut prendre presque aussitôt qu'elle fut terminée, avant même que la fermentation n'eût fini son cours. Il en composa encore pour l'empereur Sévère, mais elle ne valut pas celle qu'il avait confectionnée pour Marc-Aurèle, parce que Commode, le prédécesseur de Sévère, n'avait pas eu le soin de faire venir de bonnes drogues, et principalement de la cannelle, qui en est une des plus efficaces (1).

L'emploi que faisaient de l'électuaire d'Andromaque les personnages les plus éminents de l'empire, les soins minutieux qui présidaient à sa préparation, les cures merveilleuses qu'on lui attribuait à tort ou

tenait à Rome, une officine, une αποθήκη (de αποτιθημι mettre de côté, emmagasiner). Dans cette officine, située dans la voie sacrée, l'avenue des Champs-Elysées de Rome, il vendait des médicaments, donnait des consultations et pratiquait les opérations de petite chirurgie.

1. V. *De antidotis*, lib. I.

à raison (1), sa renommée sans cesse grandissante, firent naître une foule de compositions rivales, non moins compliquées, qui s'efforcèrent avec plus ou moins de bonheur, de lutter avec lui, et de fixer une part de son prestigieux succès. C'est ainsi que furent inventés la Thériaque de Servilius Damocrate ; l'antidote de Philon, tous deux célébrés en vers par leurs auteurs (2); l'électuaire de Démétrius, médecin des empereurs, qui contient les mêmes ingrédients que celui d'Andromaque, mais en proportions différentes ; de Xénocrate ; d'Euclide ; de Zénon de Laodicée, et maintes autres préparations monstrueuses,

1. Galien nous dit qu'il guérit par l'emploi de la thériaque, le philosophe Eudémus, d'une fièvre triple quarte, dont aucun remède n'avait pu atténuer l'intensité.

2. Voir Thériaque de Servilius Damocrate, poème de 173 vers iambiques, page 118, in IIIe partie de l'ouvrage : *Poetæ didactici et Bucolici*, de Didot, et Antidote de Philon, de Tarse, poème de 26 vers élégiaques, page 91 du même ouvrage. Voir aussi Galien : *livre des Antidotes*.

antidotes, hières, ou thériaques, que chaque médecin tenait à honneur d'imaginer, non pas tant pour le soulagement des malades, ou dans l'intérêt de l'art de guérir, que dans un but de spéculation, ou dans l'espoir d'y attacher son nom.

Du reste, la médecine à Rome, sous les empereurs, n'était plus ce que l'avait faite Hippocrate (ve siècle avant J.-C.). Le maître et ses disciples immédiats, faisaient consister presque toute la thérapeutique dans la diète et le régime, c'est-à-dire, en des règles concernant la nourriture, et l'hygiène des malades, et ils n'employaient le plus souvent que des médicaments simples. Mais bientôt les médecins de l'école d'Alexandrie (du IVe au Ier siècle avant J.-C.), multiplièrent outre mesure les ingrédients dans les préparations pharmaceutiques... Hiérophile (1), surtout, qui

1. D'après Hiérophile (IVe siècle av. J.-C.), parmi les plantes mêmes qu'on foule chaque jour aux pieds, à peine y en a-t-il, qui ne soient pourvues de quelque vertu particulière

appelait ingénieusement les médicaments les mains des médecins, s'appliqua à les associer, à les combiner dans des formules compliquées : il fut le véritable inventeur des antidotes (1).

Dès lors, dit D. Leclerc, que je suis pas à pas dans ces lignes (2), les compositions polypharmaques devinrent comme un sujet d'émulation pour les médecins. Dans le but d'atteindre d'un seul coup les affections les plus variées, comptant que par ses nombreux ingrédients l'action du médicament s'exercerait avec plus de chan-

et précieuse (voir : *Dictionnaire historique de la médecine* de Dezeimeris).

1. Le plus ancien de tous ces antidotes est la Thériaque d'Antiochus Philométor (commencement du IIe siècle av. J.-C.) décrite en 16 vers élégiaques par Eudémus et insérée par Galien au livre 2, chapitre 14 de son traité *de Antidotis* Au rapport de Pline (livre XX, chapitre 24), la formule de cette thériaque était gravée au seuil du temple d'Esculape.

2. Voir. *Histoire de la médecine* de D. Leclerc, édition d'Amsterdam, 1723, page 598 et suivantes.

ces de guérison, et sur un plus grand nombre de maladies, ils s'ingénièrent à accumuler dans leurs préparations, les substances les plus étranges et les plus disparates. De plus, ne connaissant encore qu'imparfaitement les qualités des simples, ils s'imaginèrent qu'en mêlant ensemble un grand nombre de drogues, ce qu'ils n'obtiendraient pas par le moyen de l'une, ils l'obtiendraient par le moyen de l'autre, pensant que le médicament se trouverait quelquefois plus savant que celui qui l'ordonne.

Pline l'ancien, qui reproche vivement aux médecins l'emploi de ces recettes compliquées, de ces formules surchargées, s'en plaint avec force (1) et regrette l'ancienne pharmacie, la pharmacie primitive qui n'usait que des moyens simples et na-

1. Bien avant Pline, Erasistrate, médecin de l'école d'Alexandrie (320-257 av. J.-C.) s'élevait contre les compositions royales et antidotes, ne pouvant supporter que l'on mêlât ensemble minéraux, plantes, animaux, choses tirées

turels. « *Statim compositiones et mixturæ inexplicabiles decantantur... quum remedia vera pauperrimus quisque coenet* », on entend vanter constamment des compositions et des recettes incroyables, tandis que les vrais remèdes se trouvent dans les productions les plus communes, celles qui font journellement la nourriture du pauvre (1). Et plus loin, précisément à propos de l'électuaire de Mithridate, il ne craint pas de dire, que le luxe seul avait imaginé toutes ces compositions. « L'antidote de Mithridate, dit-il, est fait avec 54 ingrédients dont aucun n'est à la même dose, et il y a tel qu'on prescrit de mettre à la soixantième partie d'un denier. Quel dieu malfaisant a enseigné aux hommes cette duperie? car la subtilité humaine ne pouvait aller jusque-là. C'est manifeste-

de la mer, et celles que la terre produit. Il vaudrait beaucoup mieux, ajoute-t-il, s'en être tenu à la tisane, à la citrouille, et à l'eau et à l'huile. Voir Leclerc, page 309.

1. Voir Pline, *Histoire naturelle*, livre XXIV, chap. I.

ment une vaine ostentation, et un étalage effronté de science « *ostentatio artis, et portentosa scientiæ venditatio, manifesta est* » (1).

Galien lui-même, bien qu'approuvant la simplicité et la réserve d'Hippocrate, relativement à l'emploi des médicaments, ne laissait pas de les employer lui-même en plus grand nombre, et de les combiner dans les proportions les plus variées. Ses volumineux ouvrages sur les qualités élémentaires et thérapeutiques des médicaments simples, sur les médications topiques, ses traités sur les anditotes, sur la thériaque, sur les vomitifs et les purgatifs, sur la tisane, tous ses écrits si nombreux et si divers sur une foule de questions se ratta-

1. Voir Pline, *Histoire naturelle*, livre XXIX, chap. VIII. Remarquons en passant que Pline, au chapitre X du même livre, nous déclare que de son temps la lanoline avait des usages multiples « *quin ipsæ sordes pecudum, sudor que feminum et alarum adhærentes lanis (æsypum vocant) innumeros prope usus habent.* »

chant à la pharmacologie, indiquent assez l'importance exceptionnelle qu'il attribuait à cette science (1). Et l'on peut affirmer que son exemple influa d'une façon déplorable sur la complication des médicaments dans la suite, et que s'il fit à la pharmacie beaucoup de bien, il lui fit aussi beaucoup de mal.

Les médecins-pharmaciens arabes, en effet, et Avicenne, Mesué, Sérapion le jeune principalement, au point particulier qui nous occupe, héritiers directs des doctrines médicales anciennes, remplissant vis-à-vis d'elles, un rôle de conservation pure et de transmission, non seulement conservèrent la polypharmacie antique, mais renchérirent encore sur elle. Et les pharma-

1. Les livres médicaux bien authentiques qui nous restent de Galien, ne s'élèvent pas à moins de 83. Beaucoup de ses œuvres ont été consumées de son vivant, dans l'incendie qui détruisit son ἀποθήκη de la *Via Sacra*. Voir *Dictionnaire encyclopédique des Sciences médicales*, 4e série, t. VI, p. 510, pour la liste des œuvres de Galien.

cologues qui les suivirent jusqu'au XVIIe siècle, en disciples soumis et respectueux de la tradition, se firent un devoir étroit de maintenir intacte cette polypharmacie, telle qu'elle leur avait été transmise par les maîtres anciens.

CHAPITRE II

LA THÉRIAQUE DANS LES TRAITÉS DE PHARMACIE ET LES FORMULAIRES OFFICIELS.

Si j'ai longuement insisté sur la préparation de la thériaque d'Andromaque, d'après Galien, et sur les commentaires qu'elle lui a inspirés, c'est parce que, pendant de nombreux siècles, tous les auteurs qui écrivirent sur l'art de préparer les médicaments, se soumirent aveuglément aux préceptes du maître de Pergame. Ils les acceptèrent sans contrôle et sans critique, comme autant d'oracles : l'enseignement professionnel ne puisait pas à d'autres sources. Partisans serviles de l'autorité et de la tradition, ne sachant pas, ou n'osant pas se dégager des entraves séculaires, les pharmacologues anciens se courbent sans contrainte sous le joug des doctrines galéniques, et négligeant l'ob servation des faits, et la recherche des causes, ne savent guère qu'un art empirique et irrésolu, que les praticiens de nos jours ont justement répudié.

Cela est vrai des pharmaciens de l'école arabe, et de l'école de Salerne, cela est vrai encore de N. Myrepsus, de V. Cordus, de Sylvius (Jacques Dubois), de Ranchin, de Bauderon, de Renou. Ils n'inventent rien par eux-mêmes ; ils ne font que continuer la tradition, que la perpétuer ; tous leurs ouvrages pharmaceutiques procèdent de Galien, de l'éminent Galien, ainsi que l'appelaient les Arabes, et ne sont pour ainsi parler, que les derniers reflets de ses nombreux écrits.

Sans doute, à la suite de Paracelse (1) et des luttes ardentes qu'il soutint pour la défense et la propagation des médicaments

1. Paracelse (1493-1541) s'élève contre les apothicaires « qui ne savent composer que d'insipides sirops et de dégoûtantes décoctions, lorsqu'ils ont sous la main, au fond de leurs alambics, des extraits et des teintures empruntés aux végétaux et aux minéraux les plus efficaces. Il ne

chimiques, de bons esprits, du Chesne (1), Nicolas Lefebvre (2), Glazer (3), Charas,

déclame pas moins vivement contre les médecins, qui dans leurs prescriptions monstrueuses rassemblent une foule de substances contraires qui se combattent et s'entredétruisent. » Dans les cours qu'il faisait en Allemagne, il disait avec une insultante ironie, aux médecins de son temps : « Vous qui après avoir étudié Hippocrate, Galien, Avicenne, croyez tout savoir, vous ne savez encore rien ; vous voulez prescrire des médicaments, et vous ignorez l'art de les préparer. La chimie nous donne la solution de tous les problèmes de la physiologie et de la thérapeutique : en dehors de la chimie, vous tâtonnez dans les ténèbres. »

1. Le médecin Joseph du Chesne est l'auteur de la *Réformation des thériaques et antidotes opiatiques* (Paris, 1608), du *Traité familier de l'exacte préparation spagyrique des médicaments minéraux, animaux et végétaux* (voir page 46 de ce traité l'article sur la vipère) et de la *Pharmacopée des dogmatiques réformée*, augmentée par L. Meyssonnier (Lyon, 1648). Il fut le promoteur principal en France, de l'école paracelso-chimique : Gui-Patin, l'ennemi implacable des pharmaciens et de leurs défenseurs, l'appelait méchant pendard et charlatan.

2. N. Lefebvre auteur de la *Chimie théorique et pratique*, 2 volumes, in-12, qui eut 5 éditions. Paris, 1660. Dumas en a fait l'éloge.

3. Glazer, auteur d'un *Traité de chimie*. Paris, 1663, découvrit et vulgarisa le sel polychreste (sulfate de potasse). Sa pharmacie était située Faubourg Saint-Germain. Impli-

Lémery entr'autres, s'efforcèrent de simplifier les procédés et les formules, et n'acceptèrent plus sans examen l'autorité des anciens. Mais ce ne fut réellement que vers la fin du dernier siècle, après les mémorables découvertes du pharmacien suédois Scheele, et de Lavoisier, fixant la chimie dans ses lois fondamentales, que les pharmaciens s'appliquèrent à la recherche des principes élémentaires, et des agents véritablement actifs de la nature, et abandonnèrent définitivement la polypharmacie et ses abus.

Mais revenons à notre sujet, et voyons dans un rapide aperçu, quelles furent, sur la Thériaque, les idées des pharmacologues des temps passés.

Tandis qu'en France, pendant les premiers siècles du moyen-âge, les efforts de

qué dans le procès de la Brinvilliers, accusé de lui avoir fourni habituellement le poison, il dut quitter la France et mourut en exil : voir *Archives de la Bastille* de Ravaisson, tome IV, page 237.

Charlemagne pour chasser l'ignorance demeuraient impuissants, et que l'empire d'Occident n'offre aucune personnalité qu'on puisse citer avec honneur dans l'histoire de la pharmacie, les Arabes vainqueurs de l'Europe, s'efforçaient de rendre aux lettres et aux sciences, la vie et la splendeur dont elles jouissaient autrefois. Ils mirent en honneur dans leurs écoles, les sciences médicales, et firent pour ainsi dire de la pharmacie, un art nouveau. Ils connurent le camphre (1), la noix vomique, la fève de Saint-Ignace, le pyrêthre, le galanga, les épices, le goudron recommandé par Mahomet à ses sectateurs comme antiseptique, etc... Ils savaient dorer et argenter les pilules : la manipulation n'avait pour eux aucun secret (2). Avant eux la médecine ne connaissait

1. Voir : *Avicennæ, arabum medicorum principis, opera.* Venise, 1608, lib. I, t. VIII ; et lib. III et V.

2. Voir mon mémoire : *Nouvelles Recherches relatives à l'histoire de la Pharmacie.*

guère que des purgatifs violents, qui plus d'une fois déterminèrent des accidents mortels (1). Ils conseillèrent au contraire, l'usage des purgatifs doux : la rhubarbe, le tamarin, la casse, la manne et le séné, etc... L'emploi du sucre, qu'ils préféraient au miel des anciens, les conduisit à la préparation d'une foule de médicaments agréables, tels que juleps, conserves d'herbes et de fruits, sirop, loochs, etc... Ils employèrent pour la première fois l'alcool et l'élixir, ou remède par excellence.

Parmi les personnalités marquantes de l'école arabe, qui par leurs travaux jetèrent un vif éclat sur la profession, il convient de placer en première ligne, Avicenne, dont le *Canon*, compta quatorze éditions, manuscrites ou imprimées, dans le courant du XVe siècle, Sérapion, Mesué

1. Henri Ier, roi de France (1031-1060), succomba à la suite d'un purgatif que lui avait ordonné son médecin Jean de Chartres. Voir à ce sujet l'article de Littré, *in Journal des Savants*, 1869, page 272.

le Luminaire de l'apothicairerie, ainsi que l'appelait H. C. Agrippa, et Averrhoès, le commentateur d'Aristote, qui, dans son vaste répertoire des sciences médicales, nous a laissé un *Traité de la thériaque.*

Il faut, dit Mésué (755-855) ranger l'antidote thériacal récemment préparé, de même que l'Antidote de Philon, et autres préparations semblables, parmi les médicaments narcotiques, sédatifs, d'une efficacité certaine, alors que tous les autres remèdes ont échoué : *narcotica autem fortia tibi utenda sunt, quando prædicta nihil contulerunt, qualia antidotus theriaca, et Philonis, et similes* (1). La thériaque ancienne, au contraire, servira pour arrêter l'effet d'un purgatif, pour s'opposer à l'action des venins, et pour repousser vers la peau, les humeurs qui se porteront vers le cœur.

1. Voir *Johannis Mesuæ demasceni opera.* Venise, 1623 ; de l'imprimerie des Giunti (apud Iuntas). (Canon sixième, pages 18 et suivantes et 2e partie, lib. I, page 102 recto).

Avicenne (980-1037) reconnaît quatre âges à la thériaque : l'enfance, l'adolescence, l'âge mur et la vieillesse, L'enfance de 6 mois à 3 ans ; l'adolescence de 3 à 10 ans dans les régions chaudes, de 3 à 20 dans les régions froides ; l'âge mur, époque de sa plus grande vigueur de 20 à 40 ans ; la vieillesse, période de son déclin, à 20 ans dans les pays chauds, à 40 dans les contrées froides ; puis entre 40 et 60 ans, elle perd son efficacité. Il recommande de suivre fidèlement la formule d'Andromaque, et non pas celle de Galien, décrit sa préparation, et celle des trochisques de vipères, indique la manière d'en faire usage, et déclare qu'elle est le meilleur des médicaments composés, à cause du grand nombre de cas où elle peut rendre service : *hæc theriaca est sublimior medicinarum compositarum, et melior earum, propter multitudinem sui juvamenti* (1).

1. V. Avicenne, ouvrage cité, t. 2, liv. 5 ; Tr. 1er, p. 265.

Dans les quelques pages, qui composent son *Traité de la Thériaque* (1), Averrhoès (1126-1198) s'est attaché surtout à dégager des assertions des anciens, celles qui son conformes à la raison et dignes de croyance, « *nunc autem dicam in hoc, quid est credibile et rationi propinquum* ». Après avoir insisté sur la différence d'action que présente la thériaque, différence en rapport avec sa préparation plus ou moins récente, avec le tempérament du malade, avec la maladie, l'époque de l'année, le milieu, etc., il recommande de s'en tenir à l'avis du médecin « *et oportet ut relinquetur existimationi medici* », et soutient qu'elle conserve ses propriétés bien au-delà de la quarantième année.

D'autre part, dans son *Colliget* (2), il avance avec Galien et les autres méde-

1. Voir ce traité d'Averrhoès, *in Index Averroïs librorum*, pièce in-folio, s. l. n. d. — Bibliothèque nationale, réserve.

2. V. *Colliget Averroïs medici*. Lyon, 1531 : imp. p. J. Giunti, in-8, page 124, recto.

cins, qu'elle est très efficace contre la lèpre, à cause de la chair de vipères qu'elle contient, dont la principale vertu est de repousser vers la peau le germe infectieux de cette affection si redoutable, « *testificantur Galenus et alii, quod caro tyri cura lepram, et ideo ponitur in theriaca*, etc. »

Sérapion le jeune, (XIIIe siècle), célèbre également les vertus du fameux antidote. A l'exemple d'Averrhoès, il affirme qu'un malade atteint de lèpre se trouvera très bien de l'usage assidu, interne et externe, de la thériaque (1).

Nicolas Prévôt de Salerne (dit Præpositus) (XIe au XIIe siècle) reproduit le texte d'Avicenne, qu'il accompagne de commentaires et de gloses. Il s'est efforcé, dit-il, de rechercher la véritable formule

1. V. : *Traité des médicaments simples* de Jean Sérapion, p. 300, de la traduction latine d'O. Brunfels. Strasbourg, 1531, in-8o.

d'Andromaque, et il blâme les médecins qui par un sentiment de vanité, ont modifié la formule primitive : *non propter necessitatem, neque propter aliquid forte vocans eos ad illud, sed quærentes ut rememorentur, ut remaneret ab eis vestigium, sicut remansit Andromacho.* Il nous donne ensuite en détail la manière de préparer la thériaque, puis celle de la conserver, et enfin il nous indique le moyen d'éviter les sept fautes que l'on commet habituellement en la préparant (1).

De même que Nicolas de Salerne et Avicenne, Saladin d'Ascala (2), nous con-

1. V. *Dispensarium magistri Nicolaii Præpositi ad aromatarios nuper diligentissime recognitum*, 1528, caractères gothiques. Page 72, livre deuxième.

2. Voir : *Compendium aromatoriorum domini Saladini de Esculo. s. pr. tarentini physici principalis.* Bibliothèque nation. (réserve). (Le titre est à la fin du volume). Imprimé à Bologne. A-D : MCCCCXXXVIII, in-folio, caractères gothiques. En autres recommandations, Saladin engage le pharmacien à prendre femme : *quia, si sic fecerit, domabitur*

seille de suivre la recette d'Andromaque. Dans son petit manuel, Saladin nous expose les qualités morales et physiques que doit posséder un bon apothicaire et les conditions que doit remplir le local où sont conservés les médicaments. Il nous fait ensuite le dénombrement de ces médicaments ainsi que celui des livres que doit contenir la bibliothèque des praticiens. Ces livres indispensables sont : les *Traités des médicaments simples* d'Avicenne et de Sérapion, le *glossaire pharmaceutique* de Simon de Gênes (*liberde synonymis Simonis januensis*), le *livre du serviteur d'Albucasis*, dans lequel il est traité de la préparation de la plupart des médicaments, les deux premiers livres de J. Mésué de Damas et l'*Antidotaire* de Nicolas de Salerne. Il convient d'après Saladin, d'ajouter à ces ouvrages : le *Traité*

juventus ejus, et sic erit quietus, mitis et honestus, et vacabit continuo facultati suæ.

des simples de Platearius (circa instans nuncupatus), Dioscoride, et Macer (*de herbarum virtutibus*).

Arrêtons-nous quelques instants sur l'*Antidotaire* de Nicolas Myrepsus (1220-1255) (1). Adopté par la faculté en 1332, il fut imposé aux apothicaires par l'ordonnance du 3 août 1353, et devint ainsi leur pharmacopée officielle jusqu'à la publication du premier Codex, en 1638. Dans cette ordonnance, renfermant diverses prescriptions sur les inspections, l'instruction, et le serment des apothicaires et de leurs « vallez », sur la qualité des drogues et des compositions, le roi Jean le Bon (2) ordonne que les apothicaires « feront loïaument le métier de l'apothiquairerie, et que

1. Voir : *Nicolaii Myrepsi Alexandrini medicamentorum opus... omnibus tum medicis, tum seplasiariis mirum in modum utile...* traduction latine et commentaires de L. Fuchs. Lyon, 1547.

2. Voir : *Ordonnances des rois de la troisième race.* Tome II, p. 532, article premier.

ils auront leur livre, qu'on appelle : l'*Antidotaire Nicolas*, corrigé par les maîtres du métier ».

Ce traité de Myrepsus, contient 2,656 formules diverses, prises un peu partout, à Mésué notamment. Celles de 511 Antidotes y sont données, et remplissent 75 grandes pages du volume. La thériaque, ou plutôt les antidotes thériacaux, au nombre de 10, figurent colonne 359 et suivantes du chapitre XXII. Leur préparation ne diffère pas de celle que Galien en a donnée au livre premier de son *Traité des Antidotes*, leur essai aussi, est le même que celui de la Thériaque à Pison. L'éloge qu'il en fait n'est pas moins chaleureux, les cas dans lesquels il les conseille, ne sont pas moins nombreux (1).

1. « *Adversus maxima mala medicamentum alexiterium est expertum; ad omnis generis humani mala a frigidate orta utilis existit.* » Il recommande de la conserver dans un vaisseau de verre, et de ne s'en servir qu'après 6 ou 10 mois. Avec Galien, il avance qu'elle n'a toutes ses vertus qu'après dix ans.

Une remarque intéressante doit être faite ici. Myrepsus, suivant l'exemple d'Avicenne, fait entrer l'arsenic, dans son antidote persan contre les fièvres. (Chapitre CCXCXIII). Le médecin anglais Fowler, (1736-1801), connaissait-il ce détail, lorsqu'il fit de l'arsenic le principe actif de ses gouttes fébrifuges ?

Le chapitre XVII tout entier est consacré à la description de ces médicaments dont la faveur fut si grande sous Louis XIII et Louis XIV, et qui fournirent à la verve railleuse de Molière, l'occasion de tant de plaisanteries faciles contre les apothicaires. Quarante-neuf variétés, pas une de moins, de clystères ou d'enémas, ainsi qu'il les appelle, sont rapportées par Nicolas, qui leur attribue les propriétés les plus merveilleuses. J'y vois les épithètes de : *mirabile; valde bonum; probatum; expertum; quo semper utor; admodum laudatum; pulcherrimum*, etc..., données à ces remèdes par le naïf pharmacologue.

Après ces auteurs, dont les ouvrages considérables furent les seules autorités connues et suivies avec respect par les apothicaires du moyen-âge, il convient d'interroger le premier traité pharmaceutique, publié en langue française (1588) : la *Pharmacopée de Briçon Bauderon* (1). Voici comment il s'exprime au sujet des « facultés » de la Thériaque. « La thériaque est efficace contre le venin du pavot, ciguë, jusquiame, aconit ; contre la cantharide, la morsure du vipère et du chien enragé. Elle ne l'est pas moins contre la piqûre du scorpion, et autres animaux féroces, et contre la potion de toutes sortes de venins. Elle est bonne encore dans beaucoup de maladies tant chaudes que froides, selon le temps qu'il y a qu'elle est faite ; comme aux grandes in-

1. Voir : *Pharmacopée de Bauderon* déjà citée, page 17 ; et *Paraphrase sur la Pharmacopée*, par le même Briçon de Bauderon, docteur en médecine, édition seconde. Lyon, 1595, livre Ier, section V, pages 324 et suiv.

tempéries chaudes de l'orifice de l'estomac, aux ventosités d'iceluy, et à la colique causée de vents, à la phtisie dans son commencement, à l'asthme, pleurésie, empyème, jaunisse, hydropisie, à toutes les espèces de convulsions, à l'ulcère de la vessie, la difficulté d'urine, à la satyriase, à la douleur des reins, à la peste (1), et à beaucoup d'autres maladies presque innombrables » (2).

Dans cette énumération des auteurs divers qui dans leurs écrits, ont donné une place prépondérante à l'électuaire

1. La thériaque était universellement recommandée (et avec raison, croyons-nous) contre la peste, dont les furieuses invasions attristèrent plus d'une fois l'Europe aux derniers siècles. Guy de Chauliac nous dit que pendant la terrible peste noire qui désola le XIVe siècle, il fut préservé, Dieu aidant, de tout accident, grâce à l'emploi d'un électuaire thériacal « qu'il colligea et composa, des propos de maistre Arnauld de Villeneufve, et des maîtres tant de Montpellier que de Paris ». Voir la *Grande chirurgie de Guy de Chauliac*, dans l'édition classique de Nicaise, page 73.

2. Voy. *Appendice*, p. 146.

d'Andromaque, il serait injuste d'oublier un savant, un apothicaire, qui lui aussi a cru bon d'apporter sa pierre au monument élevé à la gloire du fameux antidote, tant il le tenait en singulière estime. Je veux parler de Nicolas Houël, bourgeois et apothicaire de Paris (1520-1580), le bienfaisant fondateur de l'Ecole de pharmacie. Voici, en son vieux langage simple et naïf, son sentiment sur la Thériaque (1). « Davantage, il n'y a seulement de l'honneur, en la dispensation de ces excellents antidotes, mais aussi il y a du profit beaucoup : car comme notre vie est sujette à une infinité de maladies, et que d'ailleurs quelque part que nous nous tournions, nous trouvons toujours embûches dressées à notre vie, soit à la

1. Voir : *Traité de la thériaque et du Mithridate, avec un entier examen des simples médicaments qui y entrent, le tout divisé en deux livres, pour le profit et l'utilité de ceux qui font profession de la pharmacie* (pages 3 et 4) par Nicolas Houël, apothicaire à Paris. Paris, 1573, in-8°.

maison : des araignes, scorpions, stellions et chiens domestiques qui deviennent quelquefois enragés ; soit ou pour avaler un pépin de raisin comme fit le poëte Anacréon ; ou par un poil, comme Fabius, sénateur et préteur qui s'en étrangla d'un, humant du lait ; ou ès champs, trouvant des serpents, vipères, aspics, outre les poisons et les maladies, auxquels les empereurs, les roys et les princes sont sujets en plus grand danger, que ne sont les simples artisans. Donc pour ces raisons on ne saurait assez estimer et louer ces remèdes, qui nous donnent les moyens de pouvoir obvier à tous ces inconvénients. »

Je pourrais continuer ainsi la longue et fastidieuse liste des nombreux auteurs, la plupart médecins, qui ont écrit sur l'art de préparer les médicaments, en ces temps qui paraissent si loin de nous (1). Mais ils

1. Je citerai entre autres : V. Cordus, 1542. Michel du

n'ont laissé aucun ouvrage réellement utile à la pharmacie : leurs compilations ou recueils de recettes sont tombés dans l'oubli, leurs noms mêmes sont inconnus des générations actuelles, je les passerai donc sous silence. Qu'il me soit permis toutefois, de citer une particularité peu connue de la préparation de la thériaque, qui montrera combien dans la première moitié du XVIIe siècle l'on négligeait encore l'observation de la nature, pour s'attacher de préférence à la lettre des prescriptions anciennes.

Croyant que le venin de la vipère était disséminé dans tous ses organes, Andromaque et Galien avaient recommandé de couper la tête et la queue de cet animal, sur la longueur de quatre doigts, « *caput et caudam, quatuor digitorum longitudine amputare convenit* », de lui enlever

Sceau, 1561. Fernel, le Galien moderne, 1567. Sylvius (Jacques Dubois), 1574. Renou, 1608. G. Bauhin, 1610. De la Framboisière, 1631. Zwelfer, 1652. Schroder, 1688, etc...

la peau et les intestins, et de faire bouillir la chair dans l'eau avec de l'aneth vert et du sel, jusqu'à ce qu'elle se séparât du squelette, pour en faire ensuite, avec du pain sec pulvérisé, de petites pastilles ou trochisques. Eh bien, cette manipulation longue et compliquée ne suffisait pas à Joubert (1). Dans la crainte qu'elle ne conservât quelque principe venimeux, il conseillait de fouetter la malheureuse bête, avant de lui couper les extrémités. Et voici à ce propos, le mode opératoire et les conseils, donnés par Ranchin (2). « Il est bon d'irriter les vipères par fustigation, avant que de leur couper les extrémités, d'autant que cela fait bouillonner le

1. *Pharmacopée* de Laurent, Joubert, chancelier de l'université de Montpellier. Lyon, 1588, page 220.

2. Voir : *Œuvres pharmaceutiques* de François Ranchin, conseiller médecin et professeur du Roy, à savoir un traité général de pharmacie et un docte commentaire sur les quatre théorèmes et canons de Mésué. Lyon, Ravaud, 1628, in-8, p. 771 et 778.

sang : il se rend par ce moyen plus fuxile et plus coulant, et fait que le venin se décharge mieux de toutes les humeurs vénéneuses après qu'on a séparé la tête et la queue. Quant à l'instrument de la fustigation, l'on loue fort le genêt, parce qu'il fâche fort les vipères par sa mauvaise odeur. Mais d'ailleurs j'estime qu'il est fort propre, parce que les vergettes sont fort débiles, et par conséquent plus sensibles. Et faut noter que la fustigation doit être modérée, et non pas trop longue et trop violente. » Et il consacre un chapitre entier pour savoir s'il faut plutôt choisir les vipères femelles que les mâles, les vides que les pleines : il finit par conclure comme Galien, qu'il est préférable d'employer les vipères femelles vides (1).

1. Les vipères employées en France à la confection des trochisques thériacaux, venaient des environs de Poitiers « d'où l'on en porte des milliasses à Paris, dit Renou » Elles y arrivaient en paquets de douze, garnies de leur cœur et foie, du poids de trois onces et demie chaque. Pour

Mais le temps a marché. Tandis que la médecine imbue de théories bizarres sur les humeurs peccantes, l'obstruction des viscères, l'acrimonie de la bile, et les vapeurs fuligineuses, restait encore dans la pénombre du moyen-âge, la pharmacie entrait dans la voie d'une heureuse réforme. Pendant que la cour et la ville applaudissaient à M. Fleurant du *Malade imaginaire*, et à la bassesse de ses fonctions (1), les pharmaciens, ne trouvant autour d'eux

empêcher que les vipères sèches, entières ou pulvérisées, ne devinssent la proie des vers, Pomet (page 60 ; 2me partie de son *Histoire des drogues*), recommande de les conserver dans des vaisseaux bien clos, avec du vif argent ou des sommités d'absinthe.

1. Voir : acte I, sc. I; acte III, sc. IV, du *Malade imaginaire;* acte I, sc. VII de *M. de Pourceaugnac;* acte II, sc. XI du *Légataire universel* de Regnard, etc... Du reste, les médecins n'étaient pas mieux traités que les apothicaires. Bien avant Molière, les auteurs des comédies, satires, farces et fabliaux du moyen-âge, la peinture même, avaient tiré un parti facile, du grotesque plus ou moins vrai, dont les deux professions médicale et pharmaceutique environnaient la pratique. En 1203, le moine franciscain, Guiot de Provins,

qu'ignorance et confusion, s'efforcèrent de secouer le joug de la Faculté, et commencèrent à écrire eux-mêmes sur leur art. C'est l'époque brillante de N. Lefebvre, de Glazer, des deux Geoffroy, de Boulduc, de Bourdelin (1) et surtout de Charas et de Lémery. Avec ces praticiens éminents, honneur et gloire de la profession, la pharmacie cessa d'être purement empirique, pour devenir une science. Ils n'acceptèrent pas sans les discuter les vieilles

dans sa *Bible*, déclare « que les mires sont une espèce à redouter : car il n'en est pas un qui, s'il vient chez vous, ne vous trouve une maladie, et à tort et à travers ne vous ordonne un remède. Fox est qui en tel art se fie. » Et dans les comédies de la mort du XIIIe et XIVe siècle (danses macabres, danses des morts), à l'air familier que les peintres primitifs ont donné à la mort lorsqu'elle aborde un médecin, on devine qu'elle visite un collaborateur.

1. Claude Bourdelin, pharmacien, rue de Seine, à l'enseigne de « l'Eau de Jouvence », un des premiers membres de l'Académie des Sciences, fut chargé avec son confrère Duclos d'analyser les eaux minérales de France. Il avait la passion des expériences chimiques et la chimie lui doit l'analyse de plus de 2.000 corps.

formules transmises d'une génération à l'autre, ils ne craignirent pas de soumettre les anciennes doctrines au contrôle de la critique et à l'enquête de l'expérience (1). « Je ne m'opposerai pas aux sentiments ni à la façon d'agir des anciens et des modernes, dit Charas (2), où je les trouverai dignes d'être suivis. Mais je rechercherai

1. Déjà au XVI° siècle, de bons esprits avaient blâmé l'usage des médicaments composés et particulièrement de la thériaque. Symphorien Champier, dans son *Hortus Gallicus* (Lyon, 1533, in-8), s'efforce de démontrer l'efficacité des médicaments simples qu'on trouve en France, et recommande l'emploi de sa Thériaque préparée sans y mêler des drogues d'Orient.

2. *Pharmacopée*, page 74, édition de 1704. Moïse Charas (1618-1698) fut pharmacien à Orange, puis à Paris, rue des Boucheries-Saint-Germain (actuellement boulevard Saint-Germain), à l'enseigne des « Vipères d'Or ». 300 livres de thériaque qu'il composa en 1668, en présence des magistrats, du premier médecin du roi, et des députés de la faculté de Paris lui attirèrent une grande réputation. Il est l'auteur d'une *Pharmacopée*, dont les éditions furent nombreuses, qui fut même traduite en chinois ; d'un *Traité sur la Thériaque* (1668-1685) d'*Expériences sur la vipère* (1669). Il était protestant. Forcé de s'exiler à la

quelque chose de meilleur, de plus soutenable, et où l'expérience et la raison auront droit de l'emporter sur eux. »

Et partant de ce principe, il apporte dans la formule d'Andromaque d'heureuses modifications, auxquelles du reste, l'avaient conduit ses recherches approfondies sur la vipère (1). Ayant fort bien remarqué que le venin de la vipère était localisé

suite de l'édit de Nantes (1685) (déjà par arrêt du 13 mai 1681, une ordonnance de police avait défendu aux maîtres professant la religion prétendue réformée, la R. P. R., de ne prendre aucun apprenti, celui-ci fût-il catholique) il voyagea à l'étranger. Réduit à la misère, il revint en France et abjura le protestantisme. Louis XIV pour lui témoigner la satisfaction qui lui causait sa conversion, agréa alors sa nomination à l'Académie des Sciences (1692).

1. Au XVIIe siècle toutes les parties de la vipère : tête, peau, graisse, foie, cœur, étaient employées comme médicament. On disait d'elle :

(*Vipera*) *mortua dat vitam, mortem quæ viva dedisset.*

Pomet (*Histoire générale des drogues :* t. II, page 60), nous dit qu'il y avait fort peu de gens de qualité, n'en usant pas comme d'un fort bon manger, et d'un remède spécifique contre plusieurs sortes de maux. Et Madame de Sévigné,

dans une glande située à sa mâchoire supérieure, et qu'il n'agissait que par l'intermédiaire d'une morsure, il rejette absolument la fustigation, car dit-il, on ne saurait trouver du venin en aucune partie du corps, lorsque le reptile est mort, ni même tandis qu'il est vivant, et de plus, l'on ne saurait en remarquer aucun mauvais effet, à moins qu'il ne morde (1). Il rejette encore l'addition pour la préparation des trochisques de vipères, du sel, de l'aneth vert, et du pain sec pulvérisé, comme inutiles ; il ne veut pas non plus qu'on cuise dans l'eau, la chair, jusqu'à séparation du

écrivait le 20 octobre 1679 à sa fille : Madame de Lafayette prend des bouillons de vipères, qui lui donnent des forces à vue d'œil.

1. Voir : la *Thériaque d'Andromachus* de Charas. Paris, 1668, in-8, et sa *Pharmacopée*. Édition de 1704, page 204. Dans le premier de ces ouvrages, page 298, Charas avance que la thériaque bien fidèlement et artistement préparée, bien que fort affaiblie, après 50 et 60 ans, possède encore quelque vertu.

squelette, car ainsi la meilleure partie de cette chair est communiquée au bouillon. Et il prépare plus simplement ces trochisques en réduisant « en poudre subtile » des vipères écorchées, débarrassées de leurs têtes, de leurs queues, et de leurs intestins, et en faisant avec cette poudre subtile, une pâte un peu solide, avec du vin de Malvoisie et de la gomme arabique.

Il supprime les drogues qui, se trouvant à la fois dans les trochisques hedycroï et la thériaque, font double emploi, et il pulvérise celles qui restent, avec les autres ingrédients de la Thériaque. Il modifie enfin dans ce qu'il avait de défectueux, le mélange des nombreuses substances qui constituaient l'électuaire d'Andromaque, et il en donne une nouvelle formule légèrement réformée, selon l'ordonnance de Daquin, médecin de Louis XIV (1). Ayant fait voir de plus en quoi consistait le

1. Page 209 de sa *Pharmacopée*.

venin de la vipère, il préconise contre sa morsure, le sel essentiel, sel volatile de vipère (sesqui-carbonate d'ammoniaque) (1); il recommande aussi d'avaler dans ce but la tête grillée de l'animal.

A l'exemple de Charas, N. Lémery (2) s'efforce de réagir contre les procédés et

1. Voir *Pharmacopée* de Charas, page 604, et ses *Nouvelles expériences sur la vipère*, p. 139. Le sesqui-carbonate d'Ammoniaque, dégage de l'Ammoniaque et se change en bicarbonate à la température ordinaire. Kauffmann, professeur à l'école d'Alfort, après de nombreux essais, a fait voir que l'Ammoniaque, ou alcali volatil, n'a aucun pouvoir anti-venimeux. Il préconise l'injection de quelques gouttes de solution à 1 pour 100 de permanganate de potasse ou d'acide chromique, au point de pénétration des crochets, ainsi que des applications de compresses imprégnées de ce liquide.

2. N. Lémery (1645-1705), pharmacien à Paris, à l'angle de la rue Galande et de la rue Saint-Jacques. Dans son modeste laboratoire, il faisait des conférences de chimie auxquelles assistèrent Tournefort, Régis, dont il devint le collègue à l'Académie des Sciences ; le grand Condé et nombre de grands seigneurs et même de grandes dames. Comme Charas, il était protestant ; comme lui, il fut exilé, et réduit à la gêne rentra en France et abjura. Il fut admis à l'Aca-

les pratiques contradictoires de ses prédécesseurs, et de simplifier leurs recettes informes surchargées de drogues inutiles. « On devrait profiter mieux de ses lumières, dit-il à propos des trochisques de vipères, et ne se tenir pas tellement attaché à l'antiquité, en fait de médecine et de physique qu'on la suive jusque dans ses erreurs les plus apparentes. » Et plus loin, à l'article Thériaque d'Andromaque (1) il ajoute : « Quoique cette composition soit en une espèce de vénération dans la médecine, soit par son antiquité, soit par les effets qu'elle a produits, il me semble qu'on pourrait faire un remède plus efficace, avec un petit nombre des espèces les plus essentielles qu'elle contient, choisies et mêlées ensemble, suivant l'idée du

démie des sciences en 1699. Ses ouvrages pharmaceutiques, *Pharmacopée universelle; Traité de chimie; Dictionnaire des drogues simples*, dont la dernière édition parut en 1808, servirent à l'éducation des pharmaciens du XVIIIe siècle ; il devança réellement son époque et prépara l'avenir.

1. Page 427 de sa *Pharmacopée*.

médecin, sans se mettre en peine de faire une préparation si grande et si embarrassante. » Et il fait suivre la formule d'Andromaque de celle de Daquin qui, bien qu'elle soit désignée sous le nom de *theriaca reformata*, ne contient pas moins de trente-huit ingrédients.

Tout n'est pas fini avec la Thériaque, après celle imaginée par le médecin de Louis XIV. Les vieux formulaires citent encore la Thériaque céleste, connue aussi sous le nom de Thériaque de Strasbourg, et dont la formule fut longtemps tenue secrète dans la maison de Wurtemberg. « On y réunit, dit Jacques Liège, apothicaire du roi, (1) sous un petit volume, la vertu de tous les ingrédients de l'ancienne ». Elle était de consistance plus solide, et en place de certaines substances

1. Voir : *Exposition et démonstration publique de la Thériaque d'Andromaque et de la Thériaque céleste*, par Jacques Liége, apothicaire du roi, rue Saint-Honoré. Paris, 1747, page 5.

peu actives de la thériaque d'Andromaque, renfermait du bézoard, du sulfure de mercure (cinabre), etc... et des huiles essentielles. Il y avait de plus, l'eau thériacale composée « très-estimée, dit Charas (1), pour résister aux venins et pour fortifier toutes les parties nobles » et l'eau thériacale commune; la Thériaque des Allemands qui n'était au rapport de Lémery (2) que de l'extrait de Genièvre, et l'Orviétan, dont il existe plusieurs formules, et qui tantôt n'était qu'une simplification de la thériaque (3), tantôt au contraire, une thériaque compliquée (4). Enfin, pour finir, nous nommerons encore la thériaque diatessaron, ou composée de quatre drogues, (gentiane, aristoloche, baies de Laurier, Myrrhe et Miel) appelée thériaque des pauvres, parce que disent Charas et Lémery,

1. Page 850 de sa *Pharmacopée*.
2. Page 593 de sa *Pharmacopée*.
3. Voir : Lemery, page 431.
4. Voir : Charas, page 234.

« elle se fait en peu de temps et à peu de frais et qu'elle convient particulièrement aux pauvres ».

Et ce n'est pas un des côtés les moins curieux de la thérapeutique des derniers siècles, que cette distinction des médicaments pour les riches et pour les pauvres. Elle n'était pas nouvelle au XVIIe siècle, puisque déjà au IIIe, Ammonius Serenus avait publié, en vers latins, un *Traité de médecine* remarquable surtout par cette division des remèdes en deux classes ; mais elle parvint à son apogée sous Louis XIII. L'incroyable complication des formules, l'excessive cherté de certains produits rares ou précieux, le peu de cas que l'on faisait de l'homme d'humble naissance ou de petite fortune (1), en constituaient les causes principales.

1. Un homme est-il de valeur si petite ?
Est-ce une mouche ou ver qui mérite
Sans nul esgard sitost estre destruit?

Paroles d'Étienne Dolet à ses juges, dans son *Épitre à la cour souveraine du Parlement. Second enfer*, 1544.

« Il n'est pas raisonnable, dit A. de Frambroisière, médecin du roi (1), de traiter les seigneurs et dames, aussi grossièrement que les rustiques. Je me suis efforcé pour cela de découvrir les plus exquises et les plus plaisantes préparations médicamenteuses, afin de rendre dorénavant l'usage des drogues aussi aisé et agréable qu'il a été jusqu'ici fâcheux et désagréable ».

Et dans un autre recueil de recettes de la même époque, je vois au chapitre XXII : *des Anditodes* (2), un grand antidote céphalique pour les riches ; un petit antidote pour le menu peuple ; un autre pour les pauvres ; un quatrième pour les gens

1. V. : *Œuvres pharmaceutiques* d'Abraham de la Frambroisière, médecin du roi. Paris, 1631, dans la dédicace à Monsieur le frère du roi et Mesdames ses sœurs. Livre V, page 809.

2. V. : *Pharmacie des dogmatiques réformée*, par J. du Chesne, augmentée par L. Meyssonnier, médecin du roi, Prof. et D. agrégé au collège des médecins de Lyon. Lyon, 1648, pages 63 ; 449 ; 468, etc.

de basse condition. De même, il y a des antidotes pectoraux, cordiaux, hépatiques, néphritiques, etc... pour les plus riches, et d'autres pour le commun peuple. J'y vois encore un autre antidote de grains mûrs de genièvre, dit thériaque d'Allemagne pour la populace ; quant à l'eau thériacale commune, composée de thériaque d'Alexandrie, de myrrhe, d'eau-de-vie et de vin, distillés ensemble, elle est bonne pour les goujats (1). Et l'auteur a soin de nous recommander, que dans « tels remèdes qui sont prescrits aux riches pour la conservation de leur vie et santé, il ne faut épargner aucune dépense. Quant aux pauvres et aux gens de petits moyens, ils se contenteront de petits antidotes »

Nous venons de voir Charas, Lémery, les maîtres incontestés de la pharmacolo-

1. Le mot *goujat* n'avait pas autrefois le sens méprisant qu'il a de nos jours. Il désignait des domestiques chargés d'entretenir les objets d'habillement du soldat, son habitation, et de préparer son ordinaire.

gie, s'efforcer de simplifier les médicaments, et s'appliquer principalement à la réforme de la thériaque (1). C'est maintenant le lieu de connaître les modifications que les pharmacopées officielles ont apportées à la formule de cet électuaire. Nous allons les rapporter brièvement.

Par arrêt de septembre 1599, le Parlement avait ordonné de remplacer l'antidotaire de Myrepsus, et nommé les docteurs régents chargés de mener à bonne

1. Il n'est pas sans intérêt de rappeler ici, qu'un des hommes dont s'honore le plus le XVIe siècle, Bernard Palissy, blâma vivement la doctrine des médicaments compliqués, et en particulier, le mithridate et la thériaque. Dans son ouvrage : *Discours admirables, de la nature des eaux et fontaines*, etc., il leur consacre tout un chapitre: le quatrième, et voici son opinion sur ces deux électuaires: « ne puis penser que tant de sortes de simples, puissent loger ensemble dans un estomac, sans faire ennui l'un à l'autre. C'est un abus manifeste, et les médecins sages, n'auront garde de trouver mauvais ce que j'en dis... Cela me fait penser que tant de simples ensemble, ne peuvent estre qu'ils n'effacent et destruisent la vertu l'un de l'autre ».

fin cette laborieuse entreprise. Le travail fut long et difficile : ce ne fut en effet, qu'en 1638, sous le décanat de Philippe Hardouin, que ce premier Codex officiel vit le jour. Voici son titre : *Codex medicamentarius, seu pharmacopea parisiensis, ex mandato facultatis medicinæ parisiensis, edita*, 1638, in-4°. La thériaque y figure page 62 : *sectio quinta*, entre les poudres d'une part, et les antitodes liquides d'autre part : sa formule est celle de Bauderon.

Un siècle s'écoule entre cette première édition et la seconde qui ne parut qu'en 1732 ; les traités de Charas, et de Lémery tenaient lieu de recueils officiels. Puis vinrent trois éditions en moins de trente ans : 1732-1748-1758 : je n'y vois matière à aucune remarque intéressante.

Soixante ans après, en vertu de l'article 28 de la loi de Germinal, fut publiée la cinquième édition : pour la première fois, des pharmaciens furent appelés à concourir à son élaboration. Henry, Vallée,

Bouillon-Lagrange, professeurs à l'école de Pharmacie, et après Vallée, mort avant la fin du travail, Cheradame (1), prirent part à sa rédaction.

La thériaque y est désignée sous le nom d'*Electuaire opiacé polypharmaque* et sa formule ne diffère pas de celle du codex de 1758. A la vérité, les trochisques de vipères, de scilles, hedycroï n'y figurent plus, mais leurs ingrédients ont été ajoutés séparément à la Thériaque. En outre, dans

1. Cheradame, ancien prévôt du Collège de Pharmacie (1790), fut en 1797, directeur adjoint de l'école gratuite de pharmacie; en 1803, trésorier de la même École, après son organisation par la loi du 21 germinal an XI. Le Dr Dorvault, bibliothécaire de l'École de pharmacie de Paris, a ramené au jour le nom de ce confrère éminent, en reproduisant sa synthèse soutenue en 1775, dans le Catalogue des Thèses, présentées devant l'École de Paris (Broch. in 8° avec préface de M. G. Planchon). Cheradame, à d'autres titres au souvenir : Ce fut lui en effet qui recueillit Vauquelin, lorsque venant de Rouen, pauvre et sans ressources, il cherchait dans Paris, une occupation en rapport avec son intelligence et ses goûts.

cette édition de 1818, ces ingrédients ne sont plus groupés comme autrefois d'après leurs doses respectives, mais selon l'analogie de leurs propriétés. Ainsi, ils sont classés en substances âcres, amères, styptiques, aromatiques exotiques, aromatiques indigènes, aromatiques tirées des ombellifères, résines et baumes, substances fétides, vireuses, gommeuses, amylacées, gélatineuses, douces ou sucrées, vient enfin, une terre inerte : la terre de Lemnos.

Faut-il rappeler les formules des Pharmacopées de 1837-1866-1884 ? Plus loin de nous, serait-il intéressant de rapporter celles des nombreux recueils de médicaments, que plusieurs villes avant 1789, tinrent à honneur de faire imprimer (1) ? Je ne

1. Voir entre autres : *Pharmacopées* de Lyon, 1628-1640-674-1778. La ville de Lyon fut aux XVIe et XVIIe siècles, une des villes les plus ouvertes aux travaux de la pensée : la plupart des ouvrages pharmaceutiques de ces époques reculées sortaient de ses presses. *Pharmacopées de Bordeaux*, 1643, *de Lille*, 1640, *de Blois*, 1634, *de Toulouse*, 1648-1695,

le crois pas. La plupart de ces ouvrages se copient servilement les uns les autres, n'inventent rien par eux-mêmes, et ainsi perpétuent de vieilles et nombreuses erreurs, contraires au développement de la science. Aussi, quand je vois les formulaires offi-

de Mulhouse, 1665, *apotheken ordnung und taxa ; de Strasbourg*, 1675-1725-1757. La ville de Strasbourg fut aux derniers siècles une des cités les plus studieuses de l'Europe : pendant tout le moyen-âge, le flambeau lumineux des sciences y brilla du plus vif éclat. S'il faut en croire les vieux chroniqueurs, dès l'année 1143, date de la fondation de l'Hôpital, elle avait l'honneur de posséder une pharmacie située : 10, rue des Marchands, à l'enseigne du Cerf d'or. Pour en revenir à la thériaque, voici la manière dont Jérôme Brunschweig, remarquable chirurgien et apothicaire de Strasbourg au début du XVIe siècle soignait les blessures par armes à feu. D'accord en cela avec les chirurgiens ses contemporains, il les traitait absolument comme si elles eussent été empoisonnées. Il y enfonçait un morceau de lard, et donnait à l'intérieur de la thériaque pour chasser le venin. Vers la même époque, un autre chirurgien plus célèbre encore, Ambroise Paré, après avoir recherché avec soin tous les antidotes de l'arsenic, met à la tête de tous : la thériaque, prise dans du vin de malvoisie, et ayant plus de quatre ans, et moins de douze ans.

ciels, même les plus récents (1), maintenir presque intacte la composition de la thériaque, je loue sans réserve Baumé qui osa, il y a plus d'un siècle, soutenir que la vipère ne possédait aucune des propriétés qu'on lui attribuait, et la raya du nombre des ingrédients de la thériaque, qu'il réduisit par de judicieuses éliminations, au chiffre de 27 (2). Y aurait-il inconvénient à diminuer

1. La poudre de vipères figure encore parmi les drogues constituantes de la thériaque dans le *Codex* de 1866. Par contre, elle ne fait plus partie de la formule du dernier *Codex* de 1884, qui malgré cela comprend encore 56 substances. La thériaque de la pharmacopée allemande est beaucoup moins compliquée. Elle ne contient que 13 ingrédients, et renferme 1/100 d'opium.

2. Voir : *Eléments de pharmacie théorique et pratique* de Baumé, maître apothicaire de Paris, éd. 1762, pages 85-495-587. Baumé (1728-1804), pharmacien à Paris, rue Coquillière, fut démonstrateur de chimie au collège et jardin des apothicaires, et membre de l'Académie des Sciences (1796). Préparateur habile, professeur remarquable, il ne comprit pas la portée de la révolution opérée dans la chimie par Lavoisier, et demeura avec son ami Tissier, pharmacien à Lyon, obstinément attaché aux doctrines de Stahl.

encore ce nombre ? Aucun pharmacien ne le pense. Au contraire, cette simplification, « cette réforme, pour me servir du langage du vieux maître apothicaire parisien, ferait plaisir aux artistes, qui aiment la précision dans les opérations de Pharmacie » (1).

1. Renan, dans l'éloge académique qu'il nous a donné de Claude Bernard, raconte que l'illustre physiologiste fut placé dans sa jeunesse chez un pharmacien de Lyon en qualité d'apprenti. Or, toutes les fois que le jeune élève, apportait à son patron, des produits avariés « Gardez cela pour la thériaque lui répondait le digne homme, ce sera bon pour faire de la thériaque. » (*L'œuvre de Claude Bernard*. Paris, 1881, p. 18). Les savants rédacteurs, du *Codex*, en maintenant la formule si compliquée de cet électuaire, ne craignent-ils pas que les droguistes qui nous fournissent la poudre thériacale, ne procèdent parfois, pour la faire, de la même façon que le pharmacien de Lyon ?

CHAPITRE III

LES VENDEURS DE THÉRIAQUE.

Avant les croisades, les substances médicinales orientales, n'étaient pas ou presque pas connues sur le marché français. Les Juifs seuls, apportaient du Levant des produits médicinaux et centralisaient entre leurs mains presque tout le commerce extérieur, le plus important et le plus lucratif. Les Croisades en facilitant les relations avec l'Orient, imprimèrent à ce commerce extérieur une activité nouvelle, et frayèrent la voie aux navigateurs marchands.

Grâce à ses flottes nombreuses qui sillonnaient toutes les mers, et à ses richesses immenses, grâce à sa situation exceptionnelle dans les lagunes de l'Adriatique, Venise accapara tout le négoce des produits de l'Asie, et devint pour plusieurs siècles, la grande pourvoyeuse des droguistes de l'Europe (1). Son pavillon marchand allait de pair avec l'étendard des souverains, elle fut pendant tout le moyen-âge, l'entrepôt général du commerce du monde. Seule à se procurer dans leur pureté, la cannelle de Ceylan, la casse noire aromatique du Malabar, l'opium de Smyrne, la rhubarbe de Chine, le gingembre de Travancore (Inde), le castoréum, le poivre de l'Inde, le benjoin, l'encens, la myrhe, et d'autres ingrédients de la thériaque, les apothicaires étaient bien obli-

1. Les marchands Italiens, avaient aux XIIIe et XIVe siècles des relations suivies avec les foires de Champagne, et s'y livraient à des opérations de diverse nature. Ils y vendaient des produits du sol italien, des drogues apportées d'Orient par leurs navires : ils faisaient encore le commerce de l'argent, le change, et le courtage des marchandises : Voir : mémoire de F. Bourquelot : l'*Italie aux foires de Champagne et de Brie*.

gés de les acheter chez elle. Elle leur fournissait encore, dit Graves, cette belle térébenthine qui a gardé dans l'usage, le nom de térébenthine de Venise. Pendant la foire, elle procédait solennellement, avec un cérémonial particulier, à la confection de la thériaque (1) qu'elle vendait ensuite dans des boîtes d'étain ou de plomb, revêtues du sceau de la République (2).

1. Dès le XIIIe siècle, grâce aux réglements intelligents et sages de Frédéric II, Barberousse, roi des Deux-Siciles, les études pharmaceutiques furent en grand honneur en Italie, et les pharmaciens de Venise, Gênes, Pise, Florence, etc., jouissaient d'une grande notoriété. Il le faut bien, puisque c'est dans leur compagnie de préférence à toute autre, que Dante le poète immortel de la divine comédie, se fit immatriculer. Il faut bien encore, que leur commerce fût prospère, puisque le pharmacien vénitien, Marc Cigogna, put équiper à ses frais un navire, lorsque Venise assiégée par Pierre Doria et les Génois (1379) fut sur le point d'être prise.

2. On conservait certaines drogues comme la thériaque, l'orviétan, le musc, la civette dans des boîtes de plomb parce qu'on croyait, dit Baumé (page 75 de ses *Eléments de pharmacie*), que ce métal avait une fraîcheur naturelle propre

L'opinion universellement répandue que la Thériaque confectionnée à Venise était supérieure à toute autre, exposait tous les jours le public à être trompé. Galien déjà (1), nous rapporte qu'elle était falsifiée de son temps « *multæ siquidem a subdolis improbis que in hoc quoque fraudes fiunt* » (2). Mais ce fut surtout pendant

à empêcher la dissipation des parties les plus volatiles de ces substances, et qu'elles se desséchaient par conséquent moins rapidement que dans d'autres vaisseaux. On conservait encore la Thériaque dans de petits récipients de métal précieux. L'inventaire de Charles VI dressé en 1418, mentionne, article 88, un petit étui d'argent rond à mettre triacle, pesant 3 onces, 5 esterlins ; article 519, page 354 : un petit barillet d'or à mettre triacle, avec une chainette d'or, aux armes de France, pesant 4 onces, 7 esterlins ; plus loin, article 520, même page : un petit pot de camaïeu, garni d'or et est pour mettre triacle, pendant à une chaîne d'or ; ailleurs, page 263, je lis : icelui suppliant print certaines petites bouteilles d'étain, à mettre triacle : Voir : *Choix de pièces inédites relatives au règne de Charles VI*, par Douet d'Arcq, tome II, dans le *Recueil de la société de l'histoire de France.*

1. *Thériaque à Pison.*

2. Charlatans : race de gens fort ancienne, dit laconique-

le moyen-âge, que cette falsification atteignit son apogée. « Il est rare de l'avoir pure, surtout si on la tire des foires ou qu'on l'achète des colporteurs qui courent le pays : il ne faut pas s'y fier, à moins de l'avoir reçue de bonne main et en droiture. »

Voilà ce que disent toutes les chroniques de ces époques lointaines, et elles nous montrent les campagnes de France sillonnées par des rebouteurs ambulants, charlatans de bas étage, promenant de bourgades en bourgades, leur empirisme effronté et leurs « boëtes de triacle (1). » Ces colporteurs vendaient pour de la thériaque les drogues les plus dégoûtantes, et les mots *triaclerie*, *triacleurs* devinrent

ment D. Leclerc, dans l'index alphabétique qui termine son *Histoire de la médecine.*

1. On disait aussi *tériacle*, *thériacleur*, *tiriacle*, *tyriacle* ; et l'on trouve dans Ducange : *theriaca*, *thiriaca*, *tyriaca*; et *triaculum*, *tyriacum* : petite bouteille en forme d'ampoule avec ou sans chaînette, pour mettre de la thériaque.

d'un usage courant pour désigner une tromperie, une falsification, une action malhonnête, digne d'un vendeur de thériaque ; un fraudeur, un charlatan, un imposteur. Une farce : *Le Pardonneur, le Triacleur et la Tavernière*, qui paraît datée du commencement du XVIe siècle, met en scène un de ces marchands de thériaque vagabonds, et nous le montre promenant de ville en ville, de fausses reliques et trafiquant de fausses indulgences et de mauvais médicaments.

Du reste, en ces temps de trouble et d'incertitude qui caractérisent le moyen-âge, et même après, au XVIe siècle, il n'était pas rare de voir des hommes instruits parcourir les villes, et haranguer la foule sur les places publiques, en vendant des médicaments et des recettes : et cette espèce de profession n'était pas absolument considérée comme dégradante. Douet d'Arcq (1) nous a laissé un document inté-

1. Voir : *Choix de pièces inédites relatives au règne de Char-*

ressant au point de vue qui nous occupe. C'est une lettre de rémission, accordée à « Jehan Merlin, cirrurgien de rompture et de taille, qui se fust accompagniez d'un triachier, pour aller par païs pour leur pain gaignier de leurs sciences ou mestiers », et qui en route, s'étant pris de querelle avec son compagnon, le marchand de thériaque, l'assomma « ne sçait comment » dit la lettre de rémission. Ainsi que le fait remarquer Graves, cette association d'un chirurgien et d'un marchand de thériaque, pour gagner leur pain à courir le pays, indique combien la médecine et la pharmacie étaient tombées bas, et combien d'abus devaient se glisser dans l'exercice de professions aussi sérieuses.

En vain l'autorité s'efforça-t-elle de poursuivre ces parasites de la profes-

les VI, par Douet d'Arcq : an 1381, in reg. 119, chap. XLIV. Graves, dans son remarquable ouvrage, a publié ce document, page 93.

sion (1), et de stipuler des pénalités contre tous ceux qui se mêleraient de vendre des médicaments, sans appartenir « au mestier d'apoticairerie »; la foule allait à eux de préférence, et recourait avec con-

1. Voir en particulier les lettres patentes de Louis XII du 15 juin 1514 dans le *Recueil des ordonnances des rois de France*, tome XXI, page 541. — Je lis en outre dans les *Statuts des apothicaires de Rouen* (13 janvier 1508) : « Dorénavant ne soient soufferts aucuns abuseurs, qui publiquement vendent opiats et électuaires, pouldres et autres telles choses appartenant au mestier d'apothicaire, comme sont triocheurs et porteurs de tablettes ». Les « triocheurs » ne sont pas oubliés non plus dans le règlement de 1675 pour les pharmaciens de Strasbourg, art. 39..., und insonderheit soll es allen Landfahrern, Storgern, Zahnbrechern; und dergleichen, mit ernst verbotten sein, keinen Theriac, oder sonsten artzneien, so in den Leib gehören, zu verkaufen, in welcher Zeit im Jahr es immer sein möge; il est sévèrement défendu, en particulier à tous les colporteurs, charlatans, arracheurs de dents, et autres gens de même acabit, de vendre à n'importe quel moment de l'année, de la thériaque, ou d'autres médicaments pour l'usage interne.... Voir : *Extraits des Archives municipales de la ville de Strasbourg* dans *Journal de Pharmacie d'Alsace-Lorraine* : août 1885.

fiance à leur science présumée et à leurs mauvais remèdes.

A côté de ces vendeurs de thériaque, pharmacopoles ambulants, exploitant scandaleusement la crédulité humaine, il convient de placer, mais bien loin au-dessus d'eux, comme honnêteté et comme savoir, deux ordres de praticiens qui ne cessèrent d'empiéter sur le domaine des pharmaciens, et qui choisirent la pharmacie pour se créer des revenus. J'ai nommé les religieux et les épiciers.

De tout temps, les religieux et les religieuses, fidèles aux préceptes de l'Évangile, s'étaient consacrés au soulagement de l'humanité souffrante, et en se livrant au traitement des malades, s'efforçaient d'associer les remèdes du corps aux remèdes de l'âme. Pendant tout le moyen-âge, pendant toute cette longue période qui fut si dure à la science, la médecine et la pharmacie furent presque exclusivement cultivées par des clercs : l'Eglise avait hérité de la vie du temple d'Esculape. Les grandes abbayes de Cluny, de Clairvaux, etc... et les innombrables monastères qui en dépendaient, comptaient tous parmi leurs dignitaires, les infirmiers des pauvres, et tous les ordres religieux maintenaient le soulagement des malades parmi leurs plus strictes obligations. Dans les petites villes, privées le plus souvent des secours d'un médecin, ou d'un pharmacien, il existait presque toujours une infirmerie confiée aux soins d'un religieux ou d'une religieuse : on y trouvait du sucre, des amandes, quelques simples pour faire les tisanes et les « breuvages », ainsi que plusieurs boîtes de « triacle de Venise ».

Et, il faut reconnaître que, dans un temps où les médecins et les pharmaciens étaient rares, les religieux remplirent vraiment un ministère de bienfaisance et de charité, et rendirent d'éminents services, en prodiguant aux indigents et aux malades, gratuitement ou non, le plus souvent gratuitement, leurs soins et leurs remèdes.

Mais dans la plupart des couvents, à côté de la pensée charitable et pieuse de soulagement des maux du prochain, se plaça trop souvent la préoccupation des besoins matériels, des avantages terrestres et palpables. Et à maintes reprises, l'Eglise (1) et le Parlement durent s'opposer à cet esprit de lucre des religieux et leur interdire l'exercice illégal de la pharmacie. Vains efforts ! ils persistèrent malgré toutes les défenses, et continuèrent la vente des drogues aux séculiers, jusqu'à ce qu'enfin une véritable loi vint mettre un terme à ces abus (2).

Parmi les plus puissants et les plus redoutables concurrents religieux de nos pères, figurent les Jésuites. Dans plusieurs

1. Voir : les *Décisions des conciles provinciaux de Reims*, 1131 ; *de Montpellier*, 1163, etc... les *Bulles de Clément* XII (1737) ; la *constitution de Benoît* XIV du 14 novembre 1740, etc...

2. Voir : *Déclaration du roi* du 25 avril 1777, article 8.

villes de France, Paris, Lyon, Nancy, notamment, ils tenaient boutique ouverte : une cloche annonçait au public l'ouverture et la fermeture de leurs officines.

« A Lyon, dit le chirurgien P. de Dionis, les docteurs ayant comme entrepris de ruiner la pharmacie, envoient tout le monde acheter les médicaments qu'ils ordonnent, chez les Pères Jésuites, qui y ont une fameuse apothicairerie ; et les mêmes médecins ont encore depuis sept ou huit ans établi des sœurs de charité à l'hôpital, qui font et débitent toutes sortes de compositions. Le prétexte qu'ils ont pris pour autoriser cette nouveauté, c'est que par ce moyen, disent-ils, les pauvres profitent du gain que l'on fait à la vente de ces drogues (1). »

La concurrence ne fut pas moins acharnée dans d'autres villes de France, et des plaintes vives et répétées s'élevèrent à

1. Voir : *Cours d'opérations* de Pierre de Dionis, 1707, Leçon quatrième, page 299.

cette occasion du sein des communautés d'apothicaires : celle de Nancy envoya même une supplique au pape. « Chassez, disaient les apothicaires de Nancy dans leur humble requête à Benoît XIV (1752), chassez ces marchands du temple du Seigneur, qui font de la maison d'oraison une maison de négoce. Que les pères Jésuites se restreignent à ne fournir des remèdes qu'à leur maison du noviciat; qu'ils n'ôtent pas aux apothicaires de la ville un pain dont ils n'ont pas besoin, et qui appartient aux seuls maîtres qui ont employé leur jeunesse et leur argent pour se perfectionner dans cette profession, et qui ont donné des preuves de leur savoir, pour obtenir la permission de l'exercer (1) ». Il ne fut pas répondu à cette touchante supplique, le pape était si loin et l'apothicaire comptait pour si peu !

Mais à la suite de leur condamnation et

1. Voir la *Pharmacie en Lorraine au XVIIIe siècle*, par Husson père dans le *Bulletin de la Société de pharmacie Lorraine*.

de la fermeture de leurs magasins à Lyon, la compagnie de Jésus tout entière, en vertu de ses Constitutions, ayant été déclarée civilement responsable des agissements du P. Lavalette, les apothicaires ne les ménagèrent plus, et les maîtres parisiens leur intentèrent un procès en 1760. Les pères Jésuites furent condamnés par sentence du Lieutenant général de police, à 100 livres d'amende et à mille livres de dommages-intérêts envers la corporation des apothicaires pour avoir abusé de la tolérance qu'elle leur avait accordée de vendre la thériaque et les confections dans leur établissement de la rue Saint-Antoine. Et deux ans après, l'arrêt du Parlement du 6 août 1762 ayant condamné la société de Jésus et ordonné la vente de tous ses biens, les *Petites Affiches* (1), publièrent un jour (6 décembre 1762) l'avis suivant : « Vente

1. Voir : *Affiches de Paris*, année 1762, 94e feuille périodique, page 759. Le recueil des affiches porte par erreur la date du 6 novembre.

de meubles, etc., à la maison professe des Jésuites, rue Saint-Antoine... On vendra dans chaque vacation de la thériaque par boëtes de 4 et de 8 onces ». Telle fut la fin, en France, du rôle pharmaceutique des Pères Jésuites (1).

Comme son confrère moderne, l'épicier des derniers siècles vivait un peu aux dépens de tous les métiers, grattant sur tout, sans art et sans talent. Son genre de commerce vague et indéfini l'y obligeait en quelque sorte; déjà à cette époque il vendait avec certaines épices, et les comestibles, objets de vente ordinaire de son commerce, du vinaigre, des beurres salés, des fruits, des clous, du fer forgé et de la mercerie. De plus, formant avec les apothicaires un seul et même corps, le

1. La médecine toutefois ne doit pas oublier qu'elle fut redevable aux Jésuites de la vulgarisation du quinquina (1649) et de la fève de Saint-Ignace, très probablement connue des Arabes, puis oubliée, et que le Jésuite Kamel rapporta des Iles Mariannes en 1688.

deuxième des six corps de marchands de l'antique hanse parisienne, et possédant de communes armoiries, les épiciers prétendirent s'immiscer dans l'exercice de la pharmacie, et jouir des mêmes droits que les pharmaciens, sans avoir les mêmes obligations. De là, naquirent des plaintes, des contestations, des procès sans fin, dont l'année 1629 marqua l'apogée. Enfin les arrêts de 1737, de 1764, confirmés par l'édit du roi du 25 avril 1777, laissa aux épiciers le droit et la faculté de faire venir et de débiter au poids du commerce, et non au poids médicinal, les drogues simples et les 4 grandes compositions galéniques, réputées marchandises foraines : la thériaque, le mithridate, les confections d'alkermès et d'hyacinthe. Mais, sous peine de 500 livres d'amende, ces préparations au moment de leur arrivée devaient être déposées au bureau de la communauté, pour y être soumises à la visite des gardes-apothicaires.

Revenons à nos marchands de thériaque ambulants, et à leurs pratiques frauduleuses. « Les vendeurs de thériaque et mithridate, dit Paracelse, dans sa petite chirurgie, qu'on appelle vulgairement bateleurs, thériacleurs, ne se feraient point scrupule, si la vipère leur manquait pour la confection de leur électuaire, de mettre en son lieu des chauves-souris ».

Le médecin normand Sonnet de Courval, qui connaissait bien les charlatans de son époque (1610), puisqu'il leur avait intenté un procès qu'il perdit contre tout droit, range les thériacleurs parmi cette espèce de charlatans, qui, vagabondant de villes en villes, de bourgades en bourgades, courant les foires les plus célèbres et les marchés les plus signalés, étalent leur drogue devant le public et pratiquent en plein air. Ce ne sont « qu'asnes qui ne savent rien du tout, esprits grossiers en matière de doctrine, et subtiles à tromper... gens en un mot qui n'ont pour fondement que l'ignorance, pour préceptes que l'effronterie, pour règles que la vantance, pour théorèmes que la tromperie, et pour but final, qu'un désir singulier de tirer subtilement l'élixir de nos bourses » (1).

C'est surtout à la foire de Beaucaire et de Guibray (faubourg de Falaise) que ces colporteurs faisaient leurs provisions. « Leur thériaque, dit Pomet (2), n'est que du miel jaune fondu dans lequel il entre quantités de méchantes racines, pourries, gâtées et vermoulues. Ils la débitent dans des pots de faïence couverts d'un papier, sur lequel sont peintes deux vipères, qui forment un cercle couronné de fleurs de lys, qui enferme ce titre : Thériaque de Venise, bien qu'elle soit faite à Orléans ou

1. Voir : *Satyre contre les Charlatans pseudo-médecins, empyriques*, etc..., par M. Thomas Sonnet, sieur de Courval, docteur en médecine et Gentilhomme virois. Paris, 1610.

2. Voir Pomet : *Histoire générale des drogues*. Paris, 1694, 2e partie, page 61.

à Paris. Et elle leur est vendue 8 à 10 sols la livre, alors qu'elle revient à l'apothicaire 30 à 40 sols au moins (1).

« On a vu, dit James (2), certains droguistes et quelques autres marchands, ramasser, peu s'en faut que je ne dise, les ordures de leurs boutiques, et les faire distribuer au peuple idiot, enveloppées dans des pancartes italiennes, en lieu et place de la thériaque de Venise ».

« D'autres charlatans, ajoute Baumé, distribuent de la thériaque, qu'ils prétendent meilleure que toutes les autres, parce qu'elle a la propriété de faire vomir, et de faire sortir le poison hors de l'estomac, lorsqu'on a eu le malheur de l'avaler. La propriété émétique de cette thériaque ne

1. D'après Savary (*Dictionnaire du commerce*, tome IV, page 996), la thériaque de Venise, en vertu du tarif de 1664, payait 10 livres du 100 pesant, pour droits d'entrée en France.

2. Voir : *Dictionnaire de médecine* de James, article Andromaque, Paris, 1746, tome I.

3. Voir : *Eléments de Pharmacie* de Baumé, page 495.

lui vient que du verre d'antimoine (oxysulfure d'antimoine) qu'ils y mêlent : mais ils s'efforcent de faire croire que cette thériaque a une antipathie pour le poison, et il n'est pas rare de trouver parmi le peuple des gens assez simples pour les en croire sur parole. »

Ainsi, tous les pharmacologues ont marqué du sceau de la même réprobation, ces drôles sans conscience, vendeurs de fausse thériaque et de mauvaises drogues (1), mais aucun ne les a flétris, avec autant de vigueur et de rudesse que Renou (2). Les termes qu'il emploie pour

1. Je pourrais citer encore : l'*Apologie pour Hérodote* d'H. Estienne (1556), chapitre XVI, tome I, 2. partie, et la *Déclaration des abus et tromperies* que *font les apothicaires*... de Lisset Benacio (Sébastien Colin), page 88. Mais ces ouvrages, œuvres hâtives et passionnées, dirigées spécialement contre les rares pharmaciens, dont la moralité laissait à désirer, manquent absolument de mesure et de proportion.

2. Voir : *Dispensatorium galeno-chimicum* de J. de Renou. Paris, 1608, in-4°, traduit en français par L. de Serres,

les stigmatiser, sont d'une vivacité, d'une truculence sans égales, qu'il me soit permis d'en citer un exemple... « Il est bien raisonnable que les gens amateurs de nouveau, et par trop crédules, qui courent aux empiriques et aux charlatans à bride abattue, paient la façon de leur témérité qui les porte à s'abandonner indifféremment à toutes sortes de trompeurs, macquereaux et macquerelles, charlatans, coupeurs de bourse, échappés de gibet, et autres semblables garnements, qui se disent et qualifient médecins. Voilà pourquoi, je vous prie et exhorte, vous tous vrais médecins, pharmaciens et chirurgiens, de faire guerre ouverte, voire d'exterminer et d'éteindre, tant qu'en vous

médecin dauphinois, Lyon, 1637, pages 641-643. Renou, trouve que celui qui a appelé le mithridate le père des médicaments, et la thériaque la mère, n'a pas mal dit, sachant qu'ils surpassent de bien loin, tous les autres, sans exception, en mérite et en efficacité, et tout ainsi que notre première mère Ève, a tiré son premier être matériel d'Adam, ainsi la Thériaque est issue et sortie du mithridate. »

sera, la réputation, les faux remèdes et la semence de telle canaille de gens qui tuent impudemment et impunément tant de braves personnages, au su et au vu des cours de Parlement, qui les souffrent et tolèrent avec un trop de connivence, et vous supplie d'autre part, de ne vous servir que des bons et bien approuvés remèdes, pour le bien et l'utilité publique. »

CHAPITRE IV

LA PRÉPARATION PUBLIQUE DE LA THÉRIAQUE.

On le voit, les apothicaires du XVIIe siècle n'avaient rien à envier aux nôtres, pour tout ce qui concernait la falsification des drogues. Du reste, les auteurs qui écrivaient sur la pharmacie, en ces temps lointains, n'indiquaient pas les moyens de reconnaître la fraude, ou s'ils les indiquaient, ils les faisaient reposer sur un ensemble de caractères ou de procédés, toujours insuffisants, souvent erronés. Un aveu naïf de l'impuissance où se trouvait le praticien, en présence de l'adultération des drogues, nous est donné par Othon Brunfels, médecin et botaniste remarquable du XVIe siècle (1534). Ne pouvant procéder à l'essai d'une certaine quantité de musc, il nous dit « qu'on le falsifiera, quoiqu'on puisse dire et écrire, mais le Seigneur reconnaît ces turpitudes, car rien n'est caché devant ses yeux » (1).

La pharmacie était encore dans l'enfance à cette époque, et la chimie toujours obscurcie et détournée de sa voie par des préoccupations alchimiques, ne pouvait guère offrir autre chose que des intentions.

Au siècle suivant, les moyens d'investigation n'étaient pas beaucoup plus avancés « Que si l'on me demande, dit Laurens

1. Voir : *Reformation der apoteken*, de otto Brunfels, imprimé chez Wendel Riel, à Strasbourg, 1536. Peters nous a donné page 28 de ses *Extraits du passé de la Pharmacie*, une reproduction de la première page du manuel de Brunfels, gravure sur bois représentant l'intérieur d'une pharmacie au XVIe siècle. La thériaque, d'après Brunfels, doit être conservée dans une belle boîte en or : Voir à ce sujet : *Journal de pharmacie d'Alsace-Lorraine* (1878).

Catelan (1), le moyen de reconnaître la bonne thériaque, en comparaison de celle qu'on falsifie, et que les coureurs vendent par le pays, au grand détriment du public, je dirai que les experts entendent fort bien cela, par une certaine connaissance qui ne se peut exprimer ; ou bien, si appliquée sur un anthrax ou un charbon, la thériaque est bonne, elle se dessèchera incontinent sur le dit mal : dans le cas contraire, elle restera liquide (molle) comme elle est. C'est Falco qui l'a ainsi enseigné (2), à laquelle preuve, j'ajoute deux

1. Voir : *Discours et démonstration des ingrédients de la Thériaque, faite publiquement en présence de MM. de la Justice, et professeurs en l'université de Montpellier*, par Laurens Catelan, maître apothicaire de Montpellier, Lyon, 1614. Catelan nous a laissé de plus, une édition de la *Pharmacopée* de Bauderon avec commentaires, Paris, 1613 ; un rare et curieux *discours sur les vertus et propriétés de la Thériaque :* Montpellier, 1629, et quelques autres opuscules pharmacologiques.

2. Jean Falcon, doyen de l'université de Montpellier (1529). Il a laissé des *Commentaires sur la grande chirurgie de Guy de Chauliac* (1515).

moyens : l'un que la bonne est beaucoup plus pesante que celle qu'on falsifie ; l'autre, qu'étant donnée après un médicament purgatif, elle arrête incontinent l'opération. »

Et c'est là tout ce que Laurens Catelan, maître apothicaire en la ville de Montpellier, nous dit sur la manière de distinguer la bonne thériaque de la mauvaise. Mais tout cela allait changer. Sous l'influence de sages ordonnances facilitant la liberté du commerce avec les régions éloignées (1) les trafics devinrent plus réguliers, les arrivages plus certains. Le pharmacien put compter sur une fourniture et une livraison plus exactes des drogues étrangères, et ainsi ne se vit plus obligé de recourir, soit à la thériaque de Venise, soit à

1. Voir en particulier l'article 9 des lettres patentes de novembre 1560, de François II, dans collection Lamoignon, tome VII, folio 909 ; et l'article 24 des Lettres patentes du 28 novembre 1638 dans la même collection, tome XI, fol. 964 ; et le *Traité de la police* de La Mare, tome I, livre IV, titre 10, page 618.

l'usage des succédanés, des substitutions plus ou moins fidèles. « Si l'apothicaire est versé (comme il doit l'être), en la matière médicale, dit Bauderon (1) et ne veuille espargner la peine et frais qu'il convient de faire, il pourra facilement recouvrer du vrai cinnamome et casse noire aromatique, qu'Andromaque requiert pour son électuaire, du vrai opium, du castoréum, etc., sans qu'il soit obligé d'user d'antiballomènes ou succédanés, d'autant que les Portugais et les Espagnols, qui souvent naviguent aux Indes orientales et occidentales, nous en apportent des vrays. »

Les apothicaires résolurent donc de confectionner eux-mêmes le célèbre antidote. Et pour bien faire voir au public qu'ils ne négligeaient rien pour obtenir des médicaments irréprochables, ils procédèrent à sa préparation au su et au vu de tout le

1. Voir : *Pharmacopée* de Bauderon, page 212, et *Paraphrase sur la pharmacopée*, du même, page 330.

monde, dans des édifices publics, sous le contrôle des autorités, en présence des délégués de la Faculté de médecine. Ils avaient à cœur en agissant ainsi, de prouver que la loi universelle : « Faire loyalement sa besogne », qui résumait les principales obligations professionnelles des maîtres soumis au régime des corporations, était rigoureusement maintenue parmi eux. Ils voulaient de plus que personne n'ignorât dorénavant, qu'en pharmacie, plus encore que dans les autres communautés d'arts et métiers, non-seulement le préparateur devait être probe et honnête, mais encore, que la drogue elle-même, devait être bonne et loyale.

La plupart des mémoires qu'ils publièrent en ces occasions solennelles sont parvenus jusqu'à nous. Ils offrent trop d'intérêt comme monuments de l'histoire de la profession pour que je n'en fasse pas connaître les passages les plus saillants. Ils ne sont pas moins curieux au point de vue littéraire, mais c'est surtout parce qu'ils nous offrent des détails intimes, sur l'état d'esprit, l'instruction, la manière de travailler, et les conditions sociales de nos aïeux, qu'ils méritent de ne pas être complètement oubliés.

Ce fut le midi qui se leva le premier pour rehausser le prestige de la profession, et la relever du discrédit que les pratiques déloyales des charlatans avaient fait rejaillir sur elle. En l'année 1606, en présence de MM. de la Justice, de MM. les professeurs en l'université de médecine de Montpellier et devant une assemblée nombreuse, Laurens Catelan déjà nommé (1) maître-apothicaire de Montpellier, procéda publiquement à la confection de la Thériaque d'Andromaque. Les raisons qui l'ont poussé à agir de la sorte, sont longuement exposées par le digne apothicaire. « Le zèle et l'affection que nous avons de voir reluire quelque jour notre profession au plus haut

1. Voir 4 pages plus haut, note 1.

degré de son lustre, nous semond (nous invite), dit Catelan, d'espancher aujourd'hui, devant cette illustre et vénérable assemblée, une rosée de drogues exquises, qui servent d'ingrédients à cet antidote très fameux, à cette composition tant excellente que nous appelons communément thériaque, laquelle je prétends composer céans (ici dedans) avec toute la curiosité et diligence qui me sera possible, moyennant la faveur et l'assistance de MM. les très illustres professeurs en cette célèbre université de médecine de Montpellier... A la mienne volonté, que ce peu même qu'on verra de moy en ceci, soit comme une semence heureuse qui engendre au cœur de mes collègues et compagnons, un désir de gloire et d'honneur qui les pousse à la perfection de leur art et science.

« Pline, ce grand naturaliste, traitant de la nature des animaux (1), disait

1. Livre X, chapitre 42.

qu'aux environs de la ville d'Arles, en Provence, il se trouve un petit oiseau, pas plus gros qu'une alouette, lequel imite quand il veut, le mugissement des plus grands taureaux. De mesme il faut que tout le monde sache, qu'en cette célèbre université de médecine, il s'y trouve des pharmaciens, lesquels, quoique d'une condition assez basse, ravalée et contemptible (1), imitent toutefois quand l'occasion

1. Maître Catelan, emporté par son admiration pour la thériaque, se laisse entraîner ici dans un langage, dont l'évidente exagération dépassait certainement sa pensée. Rien ne prouve, en effet, que la condition des pharmaciens, au début du XVIIe siècle, fût basse, ravalée et contemptible. Tous les documents nous montrent, au contraire, les apothicaires tenant dès cette époque, et même bien avant, grâce à leur honnêteté et à leur savoir, une place éminente, parmi les divers corps de la bourgeoisie marchande. Maintes fois la confiance de leurs concitoyens les appela aux fonctions honorifiques d'échevins, de juges, de consuls ou d'argentiers. Aussi, Regnier de la Planche, dans son *Livre de Marchands*, ingénieux et spirituel pamphlet contre les Guise, dans lequel il s'efforce de gagner à la royauté le puissant appoint de la bourgeoisie, n'a-t-il garde d'oublier les apo-

se présente, les héroïques faicts et les plus grands chefs-d'œuvre des naturalistes les plus fameux. Voilà pourquoi j'entreprends de faire cela même, que Mithridate, roi de Pont, Andromaque, premier médecin de Néron, et Galien, ce grand archiâtre, nous ont laissé par écrit sur le fait de la thériaque, qui a été tout temps de si grand poids, que jamais les empereurs romains n'ont dédaigné de la voir faire eux-mêmes, quand Galien la composait à Rome.

« Je dis que la thériaque surpasse beaucoup le guy de chêne des Druides anciens, tout l'iris des Esclavons, et toute la terre lemnienne, pourvu qu'en la confection d'icelle, j'imite le naturel du chameau, qui ne boit jamais de l'eau claire, qu'il ne

thicaires-épiciers. Il nous les montre dans des propos pleins de bonhomie et de finesse, dissertant avec leurs collègues des autres corps de marchands, sur les affaires du temps, sur les entreprises des Guise et les malheurs de la guerre civile, et posant en obligation absolue : le principe de l'obéissance au roi, et du respect aux lois.

l'ait troublée par le foulement de ses pieds; et que je n'exhibe donc rien en si bonne compagnie, pour m'en servir en cet Antidote, que je n'aie le tout choisi pour bon et légitime. Les ronces et les épines entrecroisées parmi les bonnes plantes, qu'on aura artistement agencées dans un beau verger, l'enlaidissement et le difforment de tous côtés, autant en arriverait à cette mienne thériaque, si comme le bon marinier expert, je n'avais découvert les phares trompeurs, les golfes et mauvais ports, où volontiers les plus mal avisés font le plus souvent naufrage.

« Vous en serez les juges impartiaux, vénérables Apollons, et vous ne serez ni plus ni moins que le soleil, lequel est le même pour riches et pauvres... »

Puis abordant la démonstration des ingrédients, le consciencieux pharmacologue, dans son style pittoresque et naïf, agrémenté de nombreuses citations empruntées aux auteurs les plus divers, depuis l'Ecclésiaste et Homère, jusqu'à Virgile et S. Jean Chrysostome, nous donne les explications les plus variées sur les drogues constitutives de la thériaque. Quinze chapitres, correspondant à quinze journées ou dissertations publiques, leur sont consacrés. A elles seules, les vipères remplissent trois chapitres. Le tour des autres substances vient ensuite, puis leur mélange selon Galien, et enfin l'essai de la thériaque que j'ai rappelé tout à l'heure.

Il ne suffit pas à Catelan, d'avoir procédé solennellement à la confection de la thériaque, et à la description de ses ingrédients. Je le vois, en effet, longtemps après, en septembre 1628 « en présence de MM. les très-illustres professeurs de l'université de médecine de Montpellier, d'une multitude d'autres notables personnages, et de quantités de doctes escholiers » prononcer « un après-dîner en trois surcéances pour n'ennuyer pas les auditeurs, un rare et curieux discours sur les vertus et propriétés de la thériaque ». Il importe, dit-il (1), « d'avoir ce petit ouvrage, pour le joindre à l'autre (aux *discours et démonstration des ingrédients de la Thériaque* de 1614), car le premier ne contient que l'origine, l'espèce et le choix des ingrédients, et la procédure qu'il faut observer pour le bien composer et faire, au lieu que celui-ci contient de notables observations sur les poisons, venins, peste et maladies contagieuses, guéris par la thériaque ». Et pour égayer et reposer l'esprit de ses savants auditeurs, ainsi qu'il le déclare lui-même, l'habile apothicaire, en homme sachant mêler l'utile à l'agréable, entre-coupait son discours d'intermèdes musicaux. « Et après un peu de surséance pour donner lieu à la musique qui y estoit employée pendant cela », lisons-nous dans son Discours (2).

1. *Préface aux lecteurs.*

2. Voir : *rare et curieux discours sur les vertus et propriétés de la thériaque*, par L. Catelan Montpellier, 1629, page 22.

L'exemple donné par Laurens Catelan (1) ne sera pas perdu, et c'est la région de l'Est, dans la personne de Pierre Maginet, pharmacien à Salins (Jura), qui va recueillir les bonnes traditions. Le dessein de Maginet, n'est pas, ainsi qu'il le dit lui-même, « d'enseigner les maîtres, mais d'encourager les jeunes gens de la profession à vaquer à leur devoir, particulièrement en ce qui concerne la thériaque ». Et pour fixer plus facilement dans leur mémoire, les notions que doivent posséder ces néophytes de la profession, il

1. La communauté des apothicaires de Lyon, fit publiquement en 1619, devant MM. les magistrats et MM. de la Ville, une préparation complète de la thériaque, dont la composition fut imprimée, pour servir à l'avenir de modèle, prévenant toute cause d'erreur. S'il faut en croire, le médecin P. Bara, Lyon était à cette époque, la ville de France la mieux placée pour bien préparer le fameux électuaire, et la plus capable d'en fournir à tout le royaume. Voir : *les abus de la thériaque et confection d'hyacinthe*, par P. Bara, médecin agrégé au collège de Lyon. Lyon, 1667, page 15.

empruntera le langage aimable des muses, pour mieux les exposer. « Ces vers rudes et mal polis, dit-il, serviront de facilité aux apprentifs, pour apprendre ce qui dépend de cette composition ; mon but est seulement de laisser une récréation honnête aux compagnons qui désireront voir ce livret » (1).

Je ne suivrai pas Pierre Maginet, dans la description des drogues, dans la préparation et l'éloge de la thériaque. Son œuvre, n'est que la paraphrase en vers, quelquefois bons, le plus souvent mauvais, de la Thériaque à Pison de Galien ; il la suit de près, il en cite même de nombreux extraits. Mais je veux dire quelques mots

1. Voir pour le titre du poème de Maginet, page 13 de ce volume. Vers la même époque, d'autres apothicaires choisirent le rhytme poétique, pour chanter les drogues, ou les manipulations pharmaceutiques. Nous citerons : le *Jardin et cabinet poétique* (1628) ; le *second Eden*, de Paul Coutant, apothicaire à Poitiers ; l'*Ars purgandi carmine heroïco scripta* de Gervasius, pharmacien à Palerme, etc.

des qualités morales qu'il exige du pharmacien (1).

Le pharmacien, d'après Maginet, doit être en tout universel :

> Il doit connaître tout, puisque tout est l'objet,
> De son art, et que tout à son art est sujet.

Il faut qu'il soit agriculteur, jardinier, cuisinier :

> Non pas, pour faire un festin friand
> Mille mets, pour emplir notre ventre gourmand

mais

> Lorsqu'au patient tout au goût est étrange,

pour lui préparer des gelées, des restaurants, des chaudeaux, des panades, etc.

Il doit être encore pâtissier, fondeur, verrier pour :

1. Maginet ne dit jamais « apothicaire. Dès le XVIe siècle, les auteurs emploient le mot « pharmacien ».

Faire les vaisseaux de l'œuvre spagirique
Et pour les sigiller à la mode hermétique.

Teinturier, pour connaître la pourpre, le bois de Brésil, la cochenille, le pastel.

Couturier : oui, le pharmacien doit être couturier, afin de savoir piquer les écussons, tailler et coudre les sachets.

Ce n'est pas tout. L'inimitable Maginet veut que le pharmacien soit encore :

Peintre, pour illustrer sa boutique de portraits et d'images, de fleurs, de branches de feuillage.

Lapidaire, pour connaître les pierres précieuses et leurs propriétés.

Cosmographe, pour savoir le lieu, la plage où se récoltent ses drogues.

Orateur éloquent, musicien : Apollon, père d'Esculape, ne fut-il pas inventeur de la lyre ?

Joueur :

Pour aux échecs, et autres passe-temps
Faire désennuyer du malade le temps.

Architecte, et enfin maçon, pour faire lui-même ses fourneaux.

> Bref, il doit, curieux, la connaissance avoir
> De tout, ou pour le moins quelque chose en savoir.
> Mais sur tous autres arts il se rendra prisable,
> S'il est bien craignant Dieu, s'il est bien charitable,
> S'il est humble, courtois, habile, diligent,
> Et faisant plus de cas du ciel que de l'argent.
> S'il a les yeux ouverts à la mort et à la vie,
> Que l'homme quand il est malade, lui confie.

Ne riez pas de l'apothicaire-poète Maginet. Ces conditions morales qu'il exige dans l'exercice de la pharmacie, cette instruction, ces qualités, ces vertus, ces principes si élevés et si généreux, exprimés sous une forme naïve qui en fait le charme, la plupart des pharmaciens des derniers siècles les possédèrent. Rien ne leur coûtait, temps, fortune, travail, pour obtenir des médicaments de premier choix, et jeter quelque éclat sur leur profession décriée. Patients et laborieux, exacts et méticuleux, ils s'appliquèrent à étudier les produits nombreux qui remplissaient leurs boutiques, se rendirent compte peu à peu des opérations confiées à leurs soins, raisonnèrent la partie pratique de leur art, s'essayèrent aux expériences, s'habituèrent à la précision des dosages et des analyses, et ainsi par des travaux obscurs en apparence, en réalité glorieux, ils devinrent les pères de la chimie moderne.

A la suite des louables tentatives de Catelan (1606) et de Maginet (1623), il s'écoule un long espace de temps avant que les pharmaciens ne composent de nouveau la thériaque (1) après exposition et démonstration publiques. La Faculté,

1. Elle fit éclore cependant un grand nombre de publications. Citons entre autres : *le Traité de la thériaque* de Jacques Fontaine (Avignon 1601); *la Thériaque au Roy* de L. de la Gryve (Lyon 1619) ; *les Remarques curieuses sur la thériaque* de Riollet (1665), *les Abus de la thériaque* de P. Barra (1667), le *Traité de la thériaque* de Ch. de Jussieu (1708), *la Thériacade* de Giraud (1760), etc..

victorieuse des pharmaciens, après le long débat dont avait retenti l'Europe entière, craignait-elle de les voir s'élever trop haut dans l'estime et la considération publiques, au détriment des médecins « leurs pères et bons maîtres », et leur avait-elle imposé avec le fameux décret du 10 septembre 1631, l'obligation de ne plus faire dorénavant en public l'électuaire d'Andromaque? Ou bien les efforts de Guybert, l'auteur du *Médecin charitable*, de Guy-Patin (1) et de la plupart des docteurs régents de la très salubre Faculté, cherchant par tous les moyens possible à simplifier la théra-

1. Guy-Patin, doyen de la Faculté de médecine (1650), fut un prosateur remarquable, un causeur spirituel : il ne fut certainement pas un bon médecin-praticien. Toute sa vie, il poursuivit de sa haine les apothicaires, et les épithètes injurieuses de « bourreaux publics, coupeurs de bourses » étaient les moindres dont il les gratifiait. L'emploi des médicaments chimiques, que Renaudot, et les médecins de l'école de Montpellier, soutenus par les pharmaciens, commençaient à préconiser, le rendait positivement furieux. « La chimie est la fausse monnaie de notre métier, dit-il dans sa

peutique, dans le but avoué de ruiner les pharmaciens, avaient-ils diminué la confiance qu'on accordait aux médicaments composés, et notamment à la thériaque, qui en était le plus fameux? Ou bien encore, les charlatans, que l'autorité oublieuse de ses devoirs, protégeait en leur accordant sans contrôle et sans examen, brevets, permissions et privilèges pour le débit de leurs drogues, avaient-ils accaparé la vente de la thériaque? Et le public frivole. en vertu de la maxime éternellement vraie : « L'homme est de glace aux vérités, de feu pour le mensonge », préférait-il aux médicaments consciencieusement préparés par des maîtres instruits et probes, les remèdes douteux d'ignorants empiriques, ne présentant ni

lettre à Falconet, du 2 mars 1655. Je voudrais que pour le bien public, elle fût aussi bien défendue que les faux quarts d'écus, pour lesquels on a autrefois pendu tant de faux monnayeurs. » Voy. Guy-Patin, *Lettres*, nouvelle édition par Reveillé Parise. Paris, 1846.

titres, ni garanties? Les documents nous manquent pour répondre d'une façon certaine à cette question.

Quoiqu'il en soit, la première préparation et démonstration publiques de la thériaque, après 1623, fut celle que Charas, fit en janvier 1668, et qu'il résuma dans son magistral *Traité de la Thériaque*. Cette confection publique fut suivie de plusieurs autres, faites par lui (1) ou par d'autres pharmaciens parisiens. « J'ai vu plusieurs personnes d'honneur, dit Pomet (2), composer avec succès la thériaque à Paris, comme MM. Charas, Jeoffroy, Bosson, Boulduc et Rouvière (3). »

1. *Loc. cit.*, page 61.

2. Charas fit sa première dispensation publique dans le courant du mois de janvier 1668 « à la vue et censure du public » ainsi qu'il le déclare lui-même dans son : *Traité de la thériaque d'Andromachus, avec des raisonnements et observations nécessaires sur l'élection, la préparation et le mélange des ingrédients.* Paris, 1668, in-8. O. de Varennes, éditeur.

3. Je lis dans le *Livre commode* pour 1692 d'A. du Pradel

Cette préparation publique s'étendit en province : les praticiens des villes un peu importantes tinrent à honneur d'y procéder avec les soins les plus minutieux. Celle que firent à Toulouse, en 1689, les trois maîtres apothicaires, Rigaud, Barthe et Bouttes, est restée célèbre.

Voici comment ils la présentèrent à leurs concitoyens :

« La charité envers le prochain, le désir de venger le tort que l'on a fait à notre profession, nous a donné le courage de nous assembler au nombre de trois, pour remédier à ces désordres et faire en public la Thériaque; le Mithridate, les confections d'hyacinthe et d'alkermès, et l'opiat de Salomon. Croyant qu'il ne fallait épargner pour cela ni soins, ni frais, l'un de nous est allé à la foire de Beaucaire, puis à

N. de Blégny) « M. Rouvière, apothicaire ordinaire du roy et des camps et armées de Sa Majesté, n'est pas moins curieux dans sa profession : il a fait deux préparations publiques de la thériaque avec un applaudissement général. »

Marseille et ensuite à la foire de Bordeaux, pour faire l'achat de toutes les drogues qui nous étaient nécessaires, et les choisir lui-même sur le lieu, où l'on pouvait les trouver telles qu'il le faut, puisqu'elles y sont portées en droite ligne des pays étrangers.

« Notre dessein paraîtra nouveau sans doute, comme il l'est en effet, car non seulement on n'a jamais rien vu de pareil dans cette ville, mais encore dans tout le royaume (1), et pour rendre la chose plus extraordinaire, et plus célèbre, et pour convaincre le public de la fidélité de ces compositions, nous avons voulu demander à MM. les Capitouls de cette ville, que nous avons pris pour protecteurs de notre entreprise un lieu dans l'Hôtel-de-Ville, où nous puissions faire la dispensa-

1. Les trois pharmaciens de Toulouse commettent une erreur, puisque nous avons vu Catelan, Maginet, Charas, et autres, ainsi que la compagnie des apothicaires de Lyon, préparer longtemps avant l'année 1689 l'électuaire thériacal.

tion de toutes les drogues et les étaler à la vue de tout le monde. Nous avons même invité les connaisseurs par des affiches publiques et par un grand nombre de petits livres distribués de toutes parts, afin que chacun puisse venir les examiner, et nous proposer ce qu'il trouverait à redire, tant sur l'élection des drogues, que sur la préparation de la composition.

« C'est à l'Hôtel-de-Ville que nous avons voulu exposer nos drogues pendant un mois à la vue de tout le monde, et afin que notre entreprise soit encore plus autorisée, nous avons invité Messieurs les gens du Roy, les professeurs en médecine comme juges naturels très compétents en cette matière ; messieurs les docteurs en médecine, messieurs les maîtres apothicaires, en un mot tous ceux qui peuvent porter un témoignage assuré de notre fidélité dans cette entreprise.

« Mais comme ce n'est pas tout de conserver de bons remèdes, il faut encore les conserver tels, et ne pas les altérer, pour cela voyant bien que si ces compositions se portaient dans nos maisons, il y aurait des gens qui pourraient croire que nous les avons augmentées, et que nous avons détruit par ce moyen leur première bonté, nous avons voulu les guérir de toute sorte de soupçons. C'est pourquoi nous avons consenti qu'elles restassent dans l'Hôtel-de-Ville, enfermées dans une chambre dont MM. les Capitouls auront la clef; et afin que ceux qui en voudront puissent en avoir, cette chambre sera tous les jours ouverte, et un de nous alternativement y restera, pour faire la vente des dites compositions, où tous ceux qui en souhaiteront pourront en venir prendre à un prix aussi honnête, qu'on puisse en trouver partout ailleurs (1). Nous serons trop heureux de

1. De même qu'à Toulouse, le public lyonnais pouvait se procurer de la Thériaque, à l'Hôtel-de-Ville même « dans le cabinet du suisse », au prix de 9 livres 12 sols la livre; de

pouvoir contribuer en quelque chose, à l'utilité publique, puisque c'est la plus grande récompense que nous attendons.

« Nous voulons que tout le monde soit témoin de l'exactitude et de la fidélité avec laquelle nous y devons procéder. On connaîtra par là combien peu fidèles doivent être ces compositions dont on remplit la ville par le bon marché qu'on en fait, dans lequel le public qu'on a trompé d'abord par des illusions, cherche ensuite vainement le secours qu'on lui a fait espérer.

« Nous n'avons rien épargné pour choisir ce qu'il y avait de plus excellent parmi ce que les flottes de France ont apporté des pays les plus éloignés. Quelle consolation ne sera-ce point pour le public de pouvoir s'assurer maintenant, d'avoir ces

12 sols l'once. — L'acheteur recevait en même temps, une feuille imprimée, donnant le nom du préparateur, le certificat de bonne et loyale préparation, et indiquant le mode d'emploi et les propriétés du médicament.

antidotes faits selon toutes les règles de l'art, et avec toute la fidélité possible, et de pouvoir en user en cas de nécessité avec une pleine et entière confiance d'y trouver les secours qu'on en doit attendre.

« Comme tous vos soins, MM. les Capitouls ne sont que pour le public, et que c'est à son utilité que vous vous êtes entièrement dévoués, le service signalé que nous lui rendons nous donne quelque assurance de trouver auprès de vous la protection dont nous avons besoin. Vous ne la refuserez pas, Messieurs, cette protection, à ceux qui sacrifient leur petite fortune, tous leurs soins et tous leurs travaux à l'utilité et à la réputation de cette grande et fameuse ville » (1).

A la fin du XVIIe siècle, toutes les grandes villes de France, Lyon, Marseille,

1. Voir : *Composition de la thériaque, du mithridate, des confections d'hyacinthe et d'alkermès, et de l'opiat de Salomon, faite publiquement dans l'Hôtel-de-ville de Toulouse* par

Bordeaux, Strasbourg (1), Montpellier, Poitiers, etc..., virent leurs pharmaciens préparer publiquement la thériaque. Et dans le courant du XVIIIe siècle, cette confection publique se fit dans des cités moins im-

J. L. Rigaud ; B. Barthe et J. Bouttes, marchands et maîtres apothicaires-jurés, et la description des vertus et des qualités de toutes les drogues. Toulouse, Desclassan, 1689, in-12°.

1. Voir : *Historia exaltationis theriacarum in theriacam cœlestem* (1695) par Frédéric Ströhlin, pharmacien à Strasbourg. L'article 11 du réglement pour les apothicaires de 1675, avait déjà stipulé que les pharmaciens, avant de composer des préparations de grande importance, devaient les exposer sur une table, séparément, et les faire examiner par les doyens du collège médical, et le plus âgé parmi les pharmaciens : Und wann sie, die apotecker, compositiones magnas, theriac, mithridat, antidotum mathioli, und andere opiata machen wollen, sollen sie alle ingredientia, vorhero dispensiren, auff ein brett in verschiedene cellulas legen, und nicht zusammen mischen, sie seien dann zuvor von den decanis Collegii medici, und dem ältesten Apotecker besehen. Voir : *Extraits des archives municipales de Strasbourg*, dans *Journal de Pharmacie d'Alsace-Lorraine* (août 1885) La ville libre, de Strasbourg comptait à cette époque (1675) 35 à 40.000 habitants et possédait 5 pharmaciens.

portantes, Avignon, Nancy (1), Amiens, entre autres, et même, à l'exemple de Salins du Jura, dans des bourgades ignorées. Comme leurs confrères des grandes villes, les pharmaciens des provinces tenaient à composer au su et au vu de tous, le célèbre antidote, et à placer leurs manipulations sous le contrôle des médecins, du lieutenant général, du procureur du roi ou des échevins.

Voici, par exemple, l'avis publié en 1723 par les deux apothicaires de la petite ville de Roye (Somme) et concernant la dispensation de la Thériaque. « Avis au Public :

« On est averti que le 4 et 5 du mois d'octobre prochain seront publiquement exposées dans la chambre de l'Hôtel-de-Ville de Roye, toutes les drogues destinées à

1. Voir : *Discours sur la dispensation publique de la thériaque en l'Hôtel-de-ville de Nancy*, prononcé le 5 décembre 1746, par le sieur Beaulieu, doyen des maîtres apothicaires de la ville de Nancy.

la composition de la thériaque, que les sieurs Caumartin et Levasseur, apothicaires de la dite ville, se proposent de composer pour l'utilité publique, en présence de Messieurs le Mayeur et échevins, et de Messieurs les médecins. Les dits sieurs Caumartin et Levasseur feront la démonstration les dits jours, depuis 10 heures du matin, jusqu'à midi, et depuis 3 jusqu'à 5 heures du soir. Tous les curieux et connoisseurs, sont instamment priés de s'y trouver : On se fera plaisir de leur donner tous les éclaircissements possibles sur cette matière si importante ».

Cette coutume de préparer en public la thériaque paraît avoir été plus ancienne en Allemagne qu'en France. Brunschwick, médecin-chimiste du début du XVIe siècle, cité par Peters (1), rapporte, qu'il était d'habitude, de son temps, lorsqu'on s'apprêtait à préparer la thériaque, de placer par ordre, chaque substance pesée, sur une

1. Voir : *Aus pharmazeutischer Vorzeit* de Peters, page 140.

table carrée, comme à Venise et ailleurs, de les exposer publiquement pendant deux mois au moins, puis de disserter sur elles, devant un médecin instruit et devant le public, pour constater leur bonne qualité. C'est alors seulement que le pharmacien devait les accepter.

Et Peters nous donne une gravure extraite de l'ouvrage de Brunschwick, représentant une exposition publique des ingrédients de la thériaque. Les vases nombreux qui les contiennent, sont placés sur la table carrée, au-dessus d'un tapis ; il y en a de toutes les grandeurs et de toutes les formes : ils portent tous un cachet d'originalité, dont les pharmaciens de nos jours ont perdu le secret. Les deux personnages, à gauche et à droite, figurent un pharmacien et un médecin ; les deux étendards aux coins de la table, portent sur champ, le lion de Saint-Marc de Venise, dont la thériaque, nous l'avons vu, était particulièrement renommée.

La première préparation publique de l'électuaire d'Andromaque eut lieu à Nuremberg en 1529, la dernière en 1754, dans la pharmacie du Boulet.

Après les dispensations mémorables de Charas, Boulduc, Rouvière, etc., les pharmaciens de Paris ne cessèrent plus de confectionner la thériaque en public. Ainsi que l'a démontré M. G. Planchon (1), cette préparation, pendant le premier quart du XVIIe siècle, de 1700 à 1730 environ, fut faite par la Compagnie même des apothicaires. Elle voulait ainsi ôter le prétexte à ceux qui la falsifiaient, de tromper le public, et mettre à même les parisiens, de constater la probité et l'exactitude avec lesquelles on la composait.

Mais tous les marchands apothicaires, n'acceptèrent pas la décision de la Compagnie. Je vois, en effet, par une bro-

1. Voir : *Etude sur la confection publique de la thériaque à Paris*, par M. G. Planchon, directeur de l'école de pharmacie de Paris, dans *Journal de pharmacie et de chimie* (mai 1892).

chure (1) qui porte la date du 8 novembre 1704, que cette même année 1704, M. Biet, ancien garde, ancien professeur de chimie au laboratoire de la Compagnie des apothicaires, fit seul une préparation publique. Cette préparation paraît avoir été blâmée par MM. Rouvière, Rivière et leurs partisans : la brochure a pour but de répondre à ces attaques. Ces messieurs avaient reproché à leur collègue d'avoir composé une quantité minime de thériaque (100 livres), alors qu'eux-mêmes en avaient préparé 2.000 livres; ils l'avaient blâmé en outre de n'avoir pas modifié la formule ancienne, et de s'être servi d'un vaisseau trop petit pour permettre à la fermentation de suivre son cours normal.

1. Voici son titre : *Lettre adressée à Messieurs le doyen et docteurs professeurs en pharmacie de la Faculté de médecine de Paris, et aux maîtres et gardes en charge des marchands apothicaires de cette ville*, par M..., maître-apothicaire à Paris, pour servir de réponse à une lettre de M... sur la thériaque composée publiquement par M. Biet, ancien garde (1704).

A ces reproches, M. Biet ou son défenseur répondent, qu'ils respectaient trop l'antiquité, pour oser apporter une modification à la formule primitive, et qu'en agissant ainsi, ils se conformaient au désir de la Faculté de médecine, qui par le décret de 1683 s'était opposée aux changements apportés à la thériaque, dans la conviction que souvent les prétendues réformes n'étaient pas moins dangereuses en médecine qu'en religion.

Quant aux autres reproches de n'avoir composé qu'une minime quantité de thériaque, et de s'être servi d'un vase trop petit, l'auteur de la brochure y répond plaisamment, en disant qu'à moins de la faire dans le creux d'un rocher, et d'employer en guise de pilon pour la remuer, la colonne de Pompée d'Alexandrie, et la machine de Marly pour l'actionner, il n'était pas possible de mélanger intimement les ingrédients de deux mille livres de Thériaque. Du reste, un certificat de bonne et loyale préparation lui avait été délivré, par MM. les Doyens et Docteurs, professeurs en pharmacie de la Faculté de médecine de Paris.

Voici ce certificat : « Nous soussignés Doyens et docteurs professeurs en pharmacie de la Faculté de médecine de Paris, certifions que M. Claude Biet, ancien garde des maîtres apothicaires de Paris, nous a montré au mois de mai dernier, une dispensation de la Thériaque dans le jardin des maîtres apothicaires de Paris (1), en présence de M. le lieutenant général de police, de M. le procureur du roi, et d'un grand nombre de personnes de distinction. Nous avons examiné les drogues que nous avons trouvé bonnes et bien choisies. Nous lui avons vu faire leur préparation et leur mélange selon les règles de l'art, et nous l'avons vu la mettre dans un vais-

1. *In ædibus pharmaceuticis : via vulgo de l'Arbalestre, in suburbio Sancti Marcelli.*

seau. Nous certifions, que l'ayant examinée au mois de septembre dernier, nous l'avons trouvée exquise, et telle qu'elle doit être; en foy de quoi nous lui avons signé le présent certificat, à Paris, ce 7 novembre 1704 :

VERNAGE : Doyen.
CARON : professeur en pharmacie.
EMERY : professeur en pharmacie.

A la suite de cette attestation des professeurs de la Faculté, vient un autre certificat de Messieurs les maîtres et gardes en charge de la communauté des marchands apothicaires-épiciers de Paris, constatant que M. Claude Biet, avait dispensé et parachevé publiquement sa Thériaque, dans la salle de la communauté, et signé de :

Messieurs BALBI, garde en charge.
» ALARI, garde en charge.

Il ressort des intéressantes recherches

de M. G. Planchon, qu'à partir de 1730, jusqu'en 1784, la thériaque ne fut plus préparée publiquement à Paris par la compagnie même des apothicaires, mais par une association formée par quelques pharmaciens, dans laquelle pouvaient être admis tous les maîtres manifestant le désir de coopérer à cette préparation. Cette association prit le nom de *Société de la Thériaque*. Elle ne paraît pas avoir eu beaucoup de succès, puisqu'elle ne comptait en 1763 que 24 membres (1). Ce chiffre bien faible s'abaissa probablement encore. Nous voyons en effet en 1784, les sociétaires se mettre en rapport avec le Collège de Pharmacie, pour former une nouvelle association « qui serait plus nombreuse que la première » (2).

1. Le *Codex* de 1758, page 317, nous apprend que la ville de Paris comptait 89 maîtres apothicaires en 1758 ; d'après l'*Almanach royal*, elle n'en comptait plus que 85 en 1777, année de la fondation du collège de pharmacie. Le nombre de ses habitants, était à cette époque de près d'un million.

2. La thériaque était vendue 2 livres 10 sols la livre aux

Cette nouvelle société qui dura de 1784 à 1793, ne procéda qu'à deux préparations publiques de la thériaque.

Le 15 brumaire an VII (5 novembre 1798), dans un grand vase de terre (1), dont viennent de s'enrichir les collections de l'École de pharmacie de Paris, Trusson, pharmacien rue de la Montagne Sainte-Geneviève (2), prépara publiquement la

pharmaciens membres de la société. Or, dans la seconde moitié du dernier siècle, la valeur absolue de la livre-monnaie était : 1 fr. 20; celle du sol était 0,06 c. La livre de thériaque revenait donc aux sociétaires, à 3 fr.; le kilog. à 6 francs. Si l'on considère que le pouvoir de l'argent était, à cette époque, deux fois plus élevé que de nos jours, on voit que les pharmaciens de la seconde moitié du dernier siècle, payaient la thériaque le double de ce que nous la payons actuellement, puisque sur le prix courant des droguistes elle est taxée à 6 francs le kilog.

1. Charas, page 286 de son *Traité de la Thériaque*, recommande de faire la thériaque dans un seul grand vase de terre bien verni, ou d'étain fin, à l'exclusion du plomb, du cuivre, du laiton, du fer et du bois.

2. Trusson, à partir de l'année 1799, spécialisa dans son officine la préparation de la Thériaque, mais il a des titres plus sérieux au souvenir que ceux de spécialiste. Directeur

Thériaque, sous les auspices de l'École gratuite de pharmacie. Ce fut la dernière confection publique de l'antique électuaire.

Tout est fini dès lors, historiquement parlant, pour la Thériaque. Ni son antiquité, ni les grands souvenirs qu'elle rappelait, ni les éloges pompeux qu'elle inspira, ni ce long passé consacré par vingt ouvrages divers, n'ont pu la sauver. La voilà aujourd'hui ignorée, sans gloire, sans prestige, perdue avec les drogues les plus vulgai-

de la Société libre des pharmaciens de Paris, qui prit la place du Collège de pharmacie supprimé en 1791, et qui devint en 1797, l'École gratuite de pharmacie, professeur de pharmacie à cette école avec Morelot et Nachet, il fut nommé directeur-adjoint de l'École de pharmacie, lorsque la loi du 21 germinal an XI (11 avril 1893), réorganisa la Pharmacie en France. C'est grâce au sang-froid et à la fermeté de Trusson, que la Convention déclara établissement d'utilité publique l'École de pharmacie et le jardin de la rue de l'Arbalète, qu'elle allait mettre en vente comme appartenant à une corporation abolie. De plus à la même époque, alors que la poudre à canon était devenue un objet de preres, tellement dédaignée, à ce point déchue, qu'elle n'est plus employée qu'en médecine vétérinaire. La médecine moderne, la saine médecine, en proscrivant l'ancienne polypharmacie, a jeté au vent les préparations compliquées des vieux formulaires, et infligé à la Thériaque, la pire déchéance : celle de se survivre dans l'obscurité.

Quoiqu'il en soit de cette chute lamentable, je souhaiterais avoir intéressé mes lecteurs pendant quelques instants. S'ils ont trouvé quelque plaisir à l'évocation de ces détails rétrospectifs, si, sans regret et sans fatigue, ils ont suivi jusqu'au bout la lecture de cette longue monographie, je serai amplement récompensé du travail obstiné que j'y ai consacré.

mière nécessité, Trusson employa, l'un des premiers, la cendre de bois à la décomposition de nitrate de chaux obtenu par le lessivage des gravois ou des terres salpêtrées, et il obtint dès la première cristallisation un salpêtre propre à la fabrication de la poudre de guerre (Voir : *Biographie Michaud*).

APPENDICE (1)

Bauderon ne se contente pas de nous signaler les affections nombreuses et variées justiciables de l'emploi de la thériaque, il cherche de plus à nous éclairer sur la manière d'agir et les vertus spéciales de chacune des substances qui entrent dans sa composition. Les unes, en effet, « les adjuvants » possèdent la propriété d'augmenter l'action du médicament principal « de la base », et comme plusieurs d'entre elles ont de mauvaises qualités, on en ajoute d'autres « des correctifs » pour les corriger. D'autres sont chargées de diriger l'action de la base vers la tête, d'autres vers le cœur, d'autres enfin vers la poitrine,

1. Cette addition se rapporte à la page 57 et devait être intercalée après la citation de la *Pharmacopée* de Bauderon.

l'estomac, les reins, etc.... Du reste, écoutons l'érudit pharmacologue lui-même nous exposer son système :

« La base de l'électuaire thériacal est la chair de vipère, ou les trochisques qui en sont faits, sa vertu alexitère est augmentée par les trochisques de scille et hedycroï. Le poivre, scordium, castoréum, et agaric, qui n'est ici mis comme purgatif, mais comme alexitère, de même que pentaphylle, gentiane, aristoloche, dictame, cannelle, casse aromatique, costus, cardamome semences de naveaux, de thlaspi, et la terre sigillée. Les autres médicaments aromatiques y sont mis pour inciser et atténuer les matières crasses, et pour corroborer les viscères par leur légère adstriction, tels sont le nard indique et celtique, le gingembre, schœnanthe folium indum, meum acore, amome, iris, styrax, stœchas, rhapontic, prassium, opobalsamum ou son succédané huile de girofle ou de muscade, valériane. Les autres y sont mis pour déterger et ramollir la dureté des viscères, si aucune il y a, tels sont la myrrhe, l'encens, galbanum, sagapenum, opopanax, styrax calamite, térébenthine, etc... Les autres pour corriger leur ténuité et siccité, tels sont les roses, les sucs de réglisse, la gomme arabique, l'acacia, l'hypocistis, etc... L'opium y est mis pour corriger leur chaleur, et empêcher leur exhalation soudaine, afin que de plusieurs qualités contraires, mutuellement agissant l'une contre l'autre, en résulte une alexitère, c'est-à-dire convenable aux venins et poisons. Sa vertu narcotique et nuisance est corrigée par le castoréum, safran et myrrhe ; les semences y sont mises pour consumer les matières flatulentes, et résister aux venins qu'ils conduisent par la voie de l'urine ; le vin pour conduire la vertu de la base et des autres alexitères jusqu'au cœur que les venins directement combattent par une puissance secrète, plutôt qu'autre partie qui soit ; le miel y est mis pour déterger et rendre leur action meilleure, donner la forme et le tout conserver. »

On comprend sans peine à quel prodigieux dérèglement d'imagination pharmaceutique durent conduire ces théories bizarres, ces données hypothétiques, conséquences directes des doctrines de Galien. Elles couvrirent d'obscurité la pratique professionnelle, dénaturèrent son caractère scientifique, et pour de longs siècles rendirent ses perfectionnements lents et sa marche vacillante.

TABLE DES MATIÈRES

Pages :

La thérapeutique suggestive et ses applications aux maladies nerveuses et mentales, à la chirurgie, à l'obstétrique et à la pédagogie, par le **Dr A. CULLERRE**, directeur de l'Asile d'Aliénés de la Roche-sur-Yon. 1 volume in-16 de 318 pages (*Bibliothèque scientifique contemporaine*)............... 3 fr. 50

Nouveaux éléments de pharmacie, par **A. ANDOUARD**, professeur à l'École de médecine de Nantes. *Quatrième édition*. 1 vol. grand in-8 de 1.000 pages, avec 200 figures, cart.... 20 fr.

Nouveaux éléments de chimie médicale et de chimie biologique, par **R. ENGEL**, professeur à la Faculté de Montpellier, *Quatrième édition*, 1 vol. in-8 de 672 p., avec 107 fig.......... 9 fr.

Manipulations de chimie, guide pour les travaux pratiques de chimie, par **E. JUNGFLEISCH**, professeur à l'École de Pharmacie. *Deuxième édition*, 1 vol. gr. in-8 de 1,180 p., avec 374 fig., cart .... 25 fr.

Guide pratique pour l'analyse des urines, procédés de dosage des éléments de l'urine, tables d'analyse, recherches des médicaments éliminés par l'urine, par **Gustave MERCIER**, Lauréat de l'École de pharmacie de Paris. 1 volume in-18 jésus, 192 p., avec 36 figures, et 4 planches en couleurs, cartonné. 4 fr.

La pratique des essais commerciaux et industriels, par **G. HALPHEN**, chimiste au Laboratoire du Ministère du Commerce.

Matières minérales, 1 volume in-16 de 342 pages, avec 28 figures, cartonné (*Bibliothèque des conn. utiles*.................... 4 fr.

Matières organiques, 1 volume in-18 jésus de 350 pages avec 50 figures, cartonné (*Bibliothèque des connaissances utiles*)... 4 fr.

La truffe, botanique de la truffe et des plantes truffières, sol, climat, pays producteurs, composition chimique, culture, récolte, commerce, fraudes, qualités alimentaires, conserves, préparations culinaires, par **Ad. CHATIN**, membre de l'Institut (Académie des Sciences), Directeur honoraire de l'École de Pharmacie. 1 volume in-8 de 370 pages avec 15 planches coloriées........ 14 fr.

Les lichens, anatomie, physiologie morphologie, par **A. ACLOQUE**. 1 vol. in-16, 376 p., 82 fig. (*Biblioth. scient. contemp.*)... 3 fr. 50

Le thé, botanique et culture, falsifications, par **A. BIÉTRIX**. 1 vol. in-16, 160 p. avec fig. (*Petite Biblioth. médicale*)..... 2 fr.

ENVOI FRANCO CONTRE UN MANDAT SUR LA POSTE

Les plantes alexitères de l'Amérique, par **H. BOCQUILLON-LIMOUSIN,** 1 vol. grand in-8, 120 pages avec figures..... 5 fr.

Étude historique et botanique de la coca, par **H. DU BUYSSON,** grand in-8 .... 1 fr. 50

Curiosités de l'histoire des remèdes, comprenant des recettes employées au moyen-âge dans le Cambrésis, par le **Dr H. COULON,** 1 vol. in-8, 156 pages.. 2 fr. 50

Traité théorique et pratique du massage, par le **Dr G. NORSTROM.** *Deuxième édition.* 1 vol. in-8 de 672 pages....... 10 fr.

Massage dans les affections du voisinage de l'utérus et de ses annexes, par le **Dr G. Norstrom.** 1 vol. in-8, 141 p. 5 fr.

Le massage de l'utérus, par le **Dr G. Norstrom.** 1 volume in-8 de 214 pages.. 5 fr.

Céphalalgie et massage, par le **Dr G. Norstrom.** in-8, 74 pages.. 2 fr.

Traitement de la migraine par le massage, par le **Dr G. Norstrom.** 1 volume in-18 de 121 pages.................. 2 fr.

Traitement des raideurs articulaires au moyen de la rectification forcée et du massage, par le **Dr G. Norstrom.** 1 vol. in-8, 137 pages.. 3 fr. 50

Étude expérimentale sur la révulsion, par le **Dr A. BESSON,** stagiaire au Val-de-Grâce, 1 vol. gr. in-8, 177 p. avec pl. 4 fr.

PATHOLOGIE EXTERNE ET CLINIQUE CHIRURGICALE

Nouveaux éléments de pathologie et de clinique chirurgicales, par **F. GROSS,** professeur de clinique chirurgicale à la Faculté de médecine de Nancy. **J. ROHMER** et **A. VAUTRIN,** professeurs agrégés. 3 volumes in-8 de chacun 800 p...... 36 fr.

Clinique chirurgicale, par **A. RICHET** membre de l'Institut, professeur à la Faculté de médecine de Paris, 1 vol. gr. in-8 de 700 pages.. 12 fr.

Formulaire de l'antisepsie et de la désinfection, par H. BOCQUILLON-LIMOUSIN, pharmacien de 1re classe, lauréat (médaille d'or) de l'Ecole de pharmacie, introduction par le Dr VERCHÈRE, chirurgien de Saint-Lazare. 1 vol. in-18 de 300 pages avec figures, cartonné. . . . . 3 fr.

La Pratique de l'antisepsie dans les maladies contagieuses et en particulier dans la tuberculose, par le Dr Ch. BURLUREAUX, professeur agrégé à l'Ecole du Val-de-Grâce. 1 volume in-16 de 300 pages, cartonné. . . . . 5 fr.

Bactériologie de la grippe, par le docteur C. BERIER. 1 vol. Grand in-8, 104 pages. . . . . 2 fr 50

Bactériologie des eaux minérales de Vichy, par Th. ROMAN et E. COLIN, pharmaciens de l'armée. Grand in-8, 83 p. 3 fr.

Recherches bactériologiques sur l'infection urinaire, par Ali KROGIUS. 1 vol. gr. in-8, 108 pages et 3 planches. . 4 fr.

THÉRAPEUTIQUE, MATIÈRE MÉDICALE, PHARMACIE

MANUEL DE L'ÉTUDIANT EN PHARMACIE

Par Ludovic JAMMES, Pharmacien de première classe

Collection nouvelle complète en 10 vol. in-18, à 3 fr. le vol. cart.

Aide-mémoire d'analyse chimique et de toxicologie. 1 vol. in-18 de 288 p., avec 67 fig., cart. . . . . 3 fr.

Aide-mémoire de botanique. 1 volume in-18, avec 173 figures, cartonné. . . . . 3 fr.

Aide-mémoire de micrographie et de zoologie. 1 vol. in-18 de 288 p., avec 120 figures, cartonné. . . . . 3 fr.

Aide-mémoire d'hydrologie, de minéralogie et de géologie. 1 volume in-18 de 279 p., avec 124 figures, cartonné. . . . . . . 3 fr.

Aide-mémoire de physique. 1 volume in-18 de 300 pages, avec 112 figures, cartonné . . . . 3 fr.

Aide-mémoire de chimie. 1 volume in-18 de 279 pages, avec 53 figures, cartonné. . . . . 3 fr.

Aide-mémoire de matière médicale. 1 volume in-18 de 300 p., avec figures, cartonné. . . . . 3 fr.

Aide-mémoire de pharmacie chimique. 1 volume in-18 de 300 pages, avec figures, cartonné. . . . . 3 fr.

Aide-mémoire de pharmacie galénique. 1 volume in-18 de 300 pages, avec 62 figures, cartonné. . . . . 3 fr.

Aide-mémoire d'essais et de dosages. 1 vol. in-18 de 310 pages, cartonné. . . . . 3 fr.

Traité élémentaire d'anatomie pathologique, par **P. COYNE**, professeur à la Faculté de Médecine de Bordeaux. 1 vol. in-8 de 800 pages, avec 200 figures noires et coloriées........ 10 fr.

Traité des maladies des voies urinaires de l'homme et de la femme. Hygiène et traitement pratique des maladies de l'urèthre, de la vessie, des reins, calculs, spermatorrhée, diabète, etc., par le **Dr Henri PICARD**. 1 vol. in-18 jésus de 360 p., avec fig., cartonné.. 5 fr.

La dyspepsie, causes, régime, traitement, par le **Dr H. BACHELET**. 1 vol. in-16 de 380 p. (*Bibl. médicale variée*). 3 fr. 50

La grippe-influenza, étiologie, pathogénie, formes cliniques, traitement, par **J. TEISSIER**, professeur à la Faculté de médecine de Lyon. 1 vol. in-8 de 200 pages, avec 4 planches......... 5 fr.

L'estomac et le corset. Déviations, dislocations, troubles fonctionnels de l'estomac provoqués par le corset, par le **Dr Eug. CHAPOTOT**. 1 vol. Gr. in-8. 106 pages avec fig............. 3 fr. 50

Magnétisme et hypnotisme. Exposé des phénomènes observés pendant le sommeil nerveux provoqué, au point de vue clinique, physiologique et médico-légal, par le **Dr A. CULLERRE**. *Troisième édition.* 1 vol. in-16 de 300 pages avec 36 fig. (*Bibl. scientif. contemp.*).. 3 fr. 50

Nervosisme et névroses. Hygiène des énervés et des névropathes, par le **Dr A. CULLERRE**. *Deuxième édition.* 1 vol. in-16 de 352 pages (*Bibl. scientif. contemp.*)........................ 3 fr. 50

Syphilis du système nerveux, par le **Dr GAJKIEWICZ**, médecin des hôpitaux de Varsovie. 1 vol. gr. in-8 de 210 pages 5 fr.

Contribution à l'étude anatomique et clinique de l'Acromégalie et en particulier d'une forme amyotrophique de cette maladie, par le **Dr G. DUCHESNEAU**, 1 vol. grand in-8 de 208 pages.. 5 fr.

De l'élimination des phosphates dans les maladies du système nerveux, par le **Dr A. VOULGRE**. 1 vol. Grand in 8, 100 pages.. 2 fr.

La diphtérie en Belgique, étiologie et prophylaxie, par le docteur **BAIVY**. 1 vol. In-8, 100 pages......................... 3 fr. 50

ENVOI FRANCO CONTRE UN MANDAT SUR LA POSTE

De la densité du sang, sa détermination clinique, ses variations physiologiques et pathologiques, par le **Dr R. LYONNET** 1 vol. gr. in-8, 160 pages .... 4 fr.

Contribution au traitement de la lèpre, par le **Dr CARREAU**. In-8, avec 2 pl................................ 1 fr. 50

De la contagion du cancer, par le docteur **J. FABRE**. 1 vol. Grand in-8, 183 pages................................ 4 fr

HYGIÈNE ET MÉDECINE LÉGALE

Précis d'hygiène de la première enfance, par le **Dr Jules ROUVIER**, professeur à la Faculté française de médecine de Beyrouth, préface du **Dr Pierre BUDIN**, professeur agrégé à la Faculté de médecine de Paris, accoucheur à la Charité. 1 volume in-18 jésus de 500 pages avec figures, cartonné.................. 6 fr.

Le lait, par le **Dr Jules ROUVIER**, préface du **Dr Pierre BUDIN**, 1 vol. in-16 de 350 pages avec figures (*Bibl. médicale variée*)................................ 3 fr. 60

Le pain et la viande, par **J. de BREVANS**, ingénieur agronome, chimiste principal au laboratoire municipal de Paris, préface de **M. E. RISLER**, directeur de l'Institut national agronomique. 1 vol. in-18 jésus de 368 p., avec 86 fig. cart. (*Bibl. des conn. utiles*)................................ 4 fr.

Les légumes et les fruits, par **J. de BREVANS**, préface par **M. MUNTZ**, professeur à l'Institut agronomique. 1 volume in-18 jésus de 350 p., avec 100 fig., cart. (*Biblioth. des conn. utiles*): 4 fr.

Le chauffage et les applications de la chaleur dans l'industrie et l'économie domestique, par **Julien LEFÈVRE**, professeur à l'Ecole des Sciences de Nantes. 1 volume in-18 jésus de 355 pages avec 188 fig., cartonné (*Bibliothèque des connaissances utiles*)...... 4 fr.

Les passions et la santé, par le **Dr Félix BRÉMOND**. 1 volume in-16 de 160 pages (*Petite Bibliothèque médicale*).......... 2 fr.

Les préjugés en médecine et en hygiène, par le **Dr Félix BRÉMOND**. 1 vol. in-16 de 160 p. (*Petite Bibl. médicale*)... 2 fr.

Des rapports de la taille avec le bien-être, par le **Dr G. CARLIER** in-8, 56 pages .... 2 fr.

La contamination des rues dans les grandes villes, au point de vue de l'hygiène, par le **Dr L. MANFERDI**. In-8, 70 p. . 2 fr.

Blanchisseries, désinfection, lavoirs publics. Installations, procédés et appareils spéciaux, par **J. PIET** 1 vol. Grand in-8, 200 pages, avec 110 figures.......................... 3 fr. 50

Les édifices hospitaliers, depuis leur origine jusqu'à nos jours, par **C. TOLLET**. 1 vol. in-folio de 320 pages, avec 300 fig.... 80 fr.

ACCOUCHEMENTS ET GYNÉCOLOGIE

Les vices de conformation des organes génitaux urinaires de la femme, par **Ch. DEBIERRE**, professeur d'anatomie à la Faculté de médecine de Lille. 1 vol. in-16 de 351 pages, avec 86 fig. (*Bibliothèque médicale variée*).................... 3 fr. 50

Du cancer primitif du corps de l'utérus. Diagnostic précoce, Traitement curatif, par le **Dr A. P. BISCH**. 1 vol. gr. in-8, 148. pages.. 4 fr.

Les injections intra-utérines et les accidents provoqués par leur emploi en obstétrique, par le **Dr R. SILVESTRE**. 1 vol. grand in-8 de 140 pages.......................... 3 fr. 50

Essai sur la version bi-polaire, par le **Dr E. LASKINE**, interne lauréat des hôpitaux de Paris. 1 vol. grand in-8, 109 p.. 3 fr.

Contribution à l'étude de la grossesse tubaire, par le docteur **L. JOUON**. 1 vol. grand in-8 de 120 pages........ 3 fr. 50

Placenta prævia et tamponnements, par le **Dr VIVIEN**. 1 vol. gr. in-8.. 3 fr. 50

Etude sur l'obstétrique en Occident pendant le Moyen-âge et la Renaissance, par le **Dr Cl. AUDUREAU**, 1 vol. grand in-8, avec planches.. 7 fr. 50

ANATOMIE ET PHYSIOLOGIE

Cours de physiologie, par **Mathias DUVAL**, professeur à la Faculté de médecine de Paris, *Septième édition du Cours de physiologie* de KUSS et DUVAL. 1 vol. in-8 de 752 p., avec 200 fig. 9 fr.

Éléments d'anatomie comparée, par **Rémy PERRIER**, docteur ès-sciences, agrégé des sciences naturelles, *ouvrage complet*. 1 vol. in-8, de 1,000 p., avec 600 fig. et 5 pl. en couleurs, cart. 22 fr.

Précis de tératologie, anomalies et monstruosités chez l'homme et chez les animaux par **E. GUINARD**, chef des travaux de physiologie à l'Ecole vétérinaire de Lyon. Préface de M. le **Dr C. DARESTE**. 1 vol in-18 jésus, de 552 p. avec 272 fig. 8 fr.

La cellule animale, sa structure et sa vie, étude biologique et pratique, par **J. CHATIN**, professeur-adjoint d'histologie a la Faculté des sciences de Paris. 1 volume in-16, 304 pages, avec 149 figures (*Bibliothèque scientifique contemporaine*).... 3 fr. 50

Les merveilles du corps humain, sa structure et ses fonctions, par **E. COUVREUR**, docteur ès-sciences. 1 vol. in-16 de 350 p., avec 100 fig. (*Bibliothèque scientifique contemporaine*).. 3 fr. 50

Manipulations de physiologie, guide de l'étudiant au laboratoire pour les travaux pratiques et les démonstrations de physiologie, par **Léon FRÉDÉRICQ**, professeur de physiologie à l'Université de Liège. 1 volume grand in-8 de 300 pages, avec 200 figures, cartonné.......................... 10 fr.

Cette série d'exercices et d'expériences est bien organisée pour rendre les travaux pratiques intéressants et utiles à l'élève et pour faire, en même temps, du laboratoire un centre actif de recherches. C'est ainsi que l'on arrivera à réaliser un désir général, fort bien exprimé dans ces termes : « Tout le monde est d'accord pour reconnaître que, dans les Ecoles de médecine, les cours théoriques doivent être sinon supprimés, du moins relégués au second plan de l'enseignement, pour céder la place aux cours expérimentaux et pratiques.

(*Progrès médical*, 9 juillet 1892).

Travaux du laboratoire de **Léon FRÉDÉRICQ**, Professeur à l'Université de Liège. Tome IV. 1 vol. gr. in-8, 234 pages, avec 79 figures.................................... 6 fr.

Imprimerie de l'Ouest, A. NÉZAN, Mayenne.

— *Nouveaux éléments de pharmacie*, [illegible] 1 vol. gr. in-8 de 900 p., avec 400 fig., cart. [illegible]

ANGLADA. — *Études sur les maladies éteintes et les maladies nouvelles*, 1 vol. in-8, de 700 p. [illegible]

BOCQUILLON-LIMOUSIN. — *Formulaire de l'antisepsie et de la désinfection*, 1893, 1 vol. in-16 de 306 p., cart. . . 3 fr.

— *Formulaire des médicaments nouveaux et des médications nouvelles*, 4e *édition*, 1893, 1 vol. in-18 de 324 p., cart. . 3 fr.

CARUS. — *Histoire de la Zoologie* depuis l'antiquité jusqu'au XIXe siècle, 1 vol. in-8. . . . . 10 fr.

CAUVET. — *Nouveaux éléments de matière médicale*. 2 vol. in-18. j. avec 700 figures. . . . . 15 fr.

DAREMBERG (Ch.). — *Histoire des sciences médicales*, 2 vol. in-8, avec figures. . . . . 20 fr.

DUPOUY. — *Médecine et mœurs de l'ancienne Rome*, 2e *édition*. 1 vol. in-16 de 439 p. . . . . 3 fr. 50

École de Salerne (L'). Traduction en vers français. 1 vol. in-18 de 600 p. 7 fr.

FERRAND (E.). — *Aide-mémoire de pharmacie*, 5e *édition*, 1891, 1 vol. in-18 jésus, avec 163 fig., cart. . . . . . . 8 fr.

GUARDIA (J.-M.). — *La médecine à travers les siècles*, 1 vol. in-8. . . . . 10 fr.

GUIBOURT et PLANCHON. — *Histoire naturelle des drogues simples*, 7e *édition*, 4 vol. in-8, avec 1,077 fig. . . . . . 36 fr.

JAMMES. — *Manuel de l'étudiant en pharmacie*, 1893. Collection nouvelle, complète en 10 volumes in-18, avec fig. chaque volume cartonné. . . . . 3 fr.

JEANNEL (J.). — *Formulaire officinal et magistral international*, 4e *édition*. 1 vol. in-18 jésus, cart. . . . . 6 fr. 50

PATIN (Gui). — *Lettres*. 3 vol. in-8 (21 fr.). . . . . . 12 fr.

Imprimerie de l'Ouest, A. Nézan, Mayenne.

www.ingramcontent.com/pod-product-compliance
Ingram Content Group UK Ltd.
Pitfield, Milton Keynes, MK11 3LW, UK
UKHW020250250726
13967UKWH00004B/1596